リカバリーのための
ワークブック

回復を目指す精神科サポートガイド

編 水野雅文・藤井千代・佐久間啓・村上雅昭

中央法規

はじめに

　こころの病からの完全な回復は，薬だけでは達成できません。

　本書は，だいたい治ったけれど何かが足りない，症状は消えたけれどまだ本来の自分じゃない，退院はしたもののこれから地域生活をしていく自信がない，もう一歩で退院なのにその一歩が踏み出せない，そうした方々やそのご家族，支援者の方たちに，書き込みをしたり，時にはコピーをとって室内に貼っていただいて，本書を片手に日々の生活のなかでこころの病からの回復を目指すためのワークブックです。

　同時に，伴走者である精神科領域の多職種の専門家，精神科研修を始めた臨床研修医の方々が，心理社会的技法を習得するためのテキストでもあります。精神科領域には評価や診断，処方に関するテキストは多数ありますが，手術アトラスや標準手技の解説書に相当する診療の中身を示したテキストが乏しいように思います。

　せっかく個別の対人サービスに魅せられて精神科を選んだのに，治療の中身や実践をきちんと教えてもらえない，という若手医療者の声をよく聞きます。訪問してもお薬の確認をして，掃除をして，食事の支度を手伝うだけでは，患者さんの自立を促し，意欲を引き出し，満足できる生活を支援することはできません。では，どうしたらいいの？と聞かれます。本書はそうした専門家のトレーニングブックも目指しています。

　リカバリー（recovery，回復）とは，当事者が自ら疾患をコントロールしながら，自分らしく生きている姿，あるいは自分が求める生き方を主体的に追求するプロセスを意味します。リカバリーは，症状が消退すれば達成できるものではありません。また，症状が残っているから達成できないものでもありません。たとえ症状が残っていても，大切な家族や友人とのコミュニケーション，長年の趣味や仕事を通じて，自分らしく自分のための生活を送ることは十分に可能です。今，当事者とともにこれらを目指すための支援が求められています。

　精神疾患の治療は，早期から，地域において，薬物療法だけでなくさまざまな心理社会的治療や社会資源を取り入れた包括的なアプローチを用い，当事者，家族，支援者とともに多職種の専門家によって行われることが望ましいことは，わが国でも広く知られてきたところです。こうした多職種チームの共通技法となるのが本書のアプローチです。

　本書とともに，こころの病からのリカバリーを目指しましょう！

2018 年 6 月吉日

執筆者を代表して　水野雅文

目　　次

はじめに

I 実践編

第1章 包括的アプローチとは（水野雅文）

はじめに ……………………………………………………………………… 2

地域ケアのサービスモデルと治療プログラム ……………………… 3

脆弱性－ストレスモデル ……………………………………………… 3

OTP の基礎 ……………………………………………………………… 5

まとめ ……………………………………………………………………… 8

第2章 精神障害の特性（藤井千代）

2つの意味がある「精神障害」 ……………………………………… 9

精神障害の特徴 ………………………………………………………… 10

精神疾患の症状コントロール ………………………………………… 11

精神障害（生活のしづらさ）に関係するさまざまな要因……………… 12

第3章 早期発見・早期治療（片桐直之）

早期介入の意義 ………………………………………………………… 15

早期介入のメリット …………………………………………………… 16

精神病未治療期間（DUP）と回復の可能性 ………………………… 16

精神疾患で生じる脳内の変化と治療臨界期 ………………………… 18

精神病発症危険状態（ARMS または UHR）………………………… 18

いつから治療を始めたらよいのか？ ………………………………… 19

まとめ ……………………………………………………………………… 21

第④章 地域における多職種チーム医療 （山澤涼子）

多職種チーム医療とは ……………………………………………… 22

家族がチームの一員であること …………………………………… 23

アウトリーチによる支援 …………………………………………… 25

経験・力を発揮できる環境を整える ……………………………… 25

第⑤章 認知行動療法の基礎 （井上直美）

認知行動療法とは …………………………………………………… 27

認知行動療法で扱う「考え」とは ………………………………… 28

なぜ「自動思考」に着目するのか ………………………………… 28

自動思考のタイプ …………………………………………………… 29

認知に働きかける方法 ……………………………………………… 30

行動に働きかける方法 ……………………………………………… 33

認知行動療法の二大技法 …………………………………………… 35

第⑥章 当事者主体のサービス （山田紗梨・村上雅昭）

はじめに ……………………………………………………………… 36

当事者の可能性を信じる・活かす ………………………………… 37

自分の意思を伝える ………………………………………………… 38

支援者にできること ………………………………………………… 39

充実した社会生活を送るために …………………………………… 40

第⑦章 地域連携のコツ （舩渡川智之）

わが国の学校におけるメンタルヘルスを取り巻く状況 ………… 42

児童生徒のメンタルヘルスの問題にかかわる職員およびその役割 ……… 43

児童生徒のメンタルヘルスの問題にかかわる主な関係機関 …………… 44

学校で勧められる取り組み ………………………………………… 45

第⑧章 就労支援 （田中友紀・山田紗梨）

働くことの意義 ……………………………………………………… 51

自分に合った仕事を見つける ……………………………………… 52

オープンかクローズドか …………………………………………… 53

就労継続のコツ ·· 54

実際の仕事を探す・相談する ································ 54

第9章 身体機能のチェック（辻野尚久）

身体的な健康を害する可能性が高い理由－体重増加や脂質代謝異常 ······ 59

健康的で活発な生活（healthy active lives：HeAL）宣言 ······················ 62

第10章 薬物療法の進歩（吉尾隆）

非定型抗精神病薬の登場 ·· 64

薬物療法の実際 ·· 69

非定型抗精神病薬の登場と薬剤師に期待される役割 ············· 69

Ⅱ 教材編

第1章 不安への対処方法（根本隆洋）

不安と恐怖 ·· 72

不安への対処方法 ·· 74

不安対処法の実際－不安記録シートの活用 ····················· 76

第2章 希望，目標，ニーズ（藤井千代）

自分のストレングスを探す ·· 94

希望をもつ ·· 97

目標をもつ ·· 98

課題とニーズに気づき，必要な支援を受ける ··················· 99

第3章 効果的なお薬の使い方（渡邊衡一郎）

お薬の作用 ·· 103

お薬のメリット（よい点） ·· 105

お薬のデメリット（困った点） ······································ 108

規則的な服薬のために ·· 114

第４章 アクティヴリスニング：積極的傾聴（門馬共代）

「アクティヴリスニング（積極的傾聴）」の重要性 ……………………119
アクティヴリスニングのステップ ……………………………………120
アクティヴリスニングの実際の進め方 ………………………………122

第５章 問題解決技法（喜田恒）

問題解決技法のステップ ………………………………………………128
問題解決技法の実際 ……………………………………………………130
問題解決技法の練習 ……………………………………………………132

第６章 コミュニケーションスキル（千野由里子）

感謝の気持ちの伝え方 …………………………………………………136
上手な頼み方 ……………………………………………………………144
嫌な気分を軽くするために ……………………………………………150

第７章 認知行動療法の実際──幻聴・妄想・強迫観念への対処方法（三上敦弘）

持続する幻聴への対処法 ………………………………………………158
持続する妄想・強迫観念への対処法 …………………………………166
重度の思路障害への対処法 ……………………………………………170

第８章 早期警告サイン──再発を防ぐために（鈴木航太）

早期警告サインに気づこう ……………………………………………174
早期警告サインの実際 …………………………………………………177
早期警告サインに気づいたら …………………………………………179

第９章 クライシスプラン（今村剛久・桑原純一朗・佐久間啓）

再発の危機－早期発見と予防 …………………………………………184
地域での包括的な治療について ………………………………………198

第⑩章 事前指示 （渡邉理・藤井千代）

「事前指示」とは ·· 201

「事前指示」作成支援ツールの記入例 ································ 202

おわりに ·· 203

第⑪章 活動性を高める （新村秀人）

毎日の行動記録をつける ·· 217

毎日の計画を立てる ·· 223

趣味をもとう ··· 225

仕事への動機づけ ·· 228

第⑫章 認知機能リハビリテーション （根本隆洋）

統合失調症の長期転帰 ··· 236

社会機能の評価 ·· 237

認知機能への関心 ··· 239

社会機能の障害を決定づけるもの ··································· 239

統合失調症における認知機能リハビリテーション ·············· 239

社会機能の改善を確かなものにするために ······················· 240

発散的思考を標的とした認知機能訓練 ····························· 241

おわりに ·· 243

第⑬章 金銭管理 （紺野洋・佐久間啓）

お金の流れを把握する ··· 244

お金のやりくりを記録する ·· 251

家計を見直し，目標・計画を立てる ································ 255

第14章 地域サービスを生かす （山田紗梨・村上雅昭）

はじめに ··· 259
精神保健福祉士（PSW）の役割 ···························· 259
地域サービスを探す ······································· 261
医療サービスを利用する ··································· 264
経済的なサポートを得る ··································· 266
日中活動を充実させる ····································· 268
サポートを受けながら地域で生活する ················· 270
自分の権利を守る ··· 272
地域サービスを生かして自分らしい生活を送ろう ······· 273

第15章 食生活や嗜好品を見直そう （山口大樹）

正しい食生活を心がけよう ································· 276
多飲水を防ぐために ··· 282
お酒をやめるために ··· 284
タバコをやめるために ······································· 291

第16章 暴力や自傷を減らすために （山口大樹）

暴力を減らすために ··· 294
自傷行為を減らすために ····································· 302
問題解決シートを活用しよう ······························· 311

資料

参考文献

あとがき

執筆者一覧

編者紹介

I

実践編

第 **1** 章

包括的アプローチとは

本章の要旨

　この章では，地域における至適な包括的アプローチであるOptimal Treatment Project（OTP）で採用された治療モデルの基本的な構造をわかりやすく解説します。実際の臨床において，本書の各章をどのように活用するかを理解する助けとなります。

　脆弱性—ストレスモデルは，精神科地域ケアにおいて，さまざまな場面で応用可能な基本的な考え方ですので，図も見て，十分に理解してください。

はじめに

　精神疾患の治療，特に統合失調症のケアの場は，入院から地域や生活の場へ移ってきました。欧米では，半世紀以上も前から，数千人を収容した巨大な精神科病院に代わるべく，さまざまな地域ケアの工夫がなされました。多くの国でかつて長期入院を要したケースに対しては，アウトリーチと呼ばれる訪問診療やケアが行われています。諸外国では統合失調症も含め多くの精神疾患に対する地域ケアが実現しているのですから，わが国においても実行不可能であるはずはありません。

　こうした変革は，1960年頃からの薬物療法の発展に加えて，社会復帰を支援するためのさまざまな心理社会的支援方法の開発に支えられてきました。精神科の治療においては，とかく薬物療法が強調されがちです。しかし，薬を飲んで精神症状をコントロールするだけでは，就労技能や対人関係をはじめとする社会機能の回復はできません。脳機能や社会機能に対するリハビリテーションが不可欠です。

　心の健康の向上や精神疾患に対する早期の気づき，支援のノウハウ，さらに就労や就学，結婚や育児といった個人的な生活上の目標を達成するための援助までの，包括的なアプローチが可能となる地域の実情にあったサービスの確立が期待されています。

地域ケアのサービスモデルと治療プログラム

　1980年代以降，欧米における統合失調症の地域ケア研究は，薬物療法に加えて，心理教育や家族教育をはじめとする心理社会的介入の有効性についてさまざまな検討がなされました。そのなかで，ファルーン（Falloon, I. R. H.）らの認知行動療法的家族介入をはじめとする多数の比較対照試験研究等で，当事者中心よりも援助者中心のストレスマネジメントが，統合失調症の再発防止により有効であることが示され，当事者を含めた家族単位での統合的な認知行動療法的家族介入の重要性が強調されるようになりました。その多くは脆弱性―ストレスモデルに則っており，精神疾患に対する治療的あるいは医学的リハビリテーションの視点から，生物学的脆弱性を補い心理環境面のストレスに対処する為の適切なアプローチを包括的に実施することを求めています。

脆弱性―ストレスモデル

　ここで，脆弱性―ストレスモデルについて簡単に紹介します。精神疾患に関する発症，再発モデルにはこのほか，神経発達障害仮説やレジリエンスモデルなどがあります。脆弱性―ストレスモデルは統合失調症に限らず，さまざまな精神疾患においても，また精神身体面の健康を保つためにも，活用できる概念です。ここでは図を見ながら本文を読み，じっくり理解してください。

　まず図1―1に示すように，家計のやりくりや子どもの教育，離れて暮らす両親のことなど，気がかりや心配事，あるいは学校でのいじめや家庭における家族の不和などの不快なことが続けば，恒常的な生活上のストレスは図の左方向に示されるように上昇します。（①）。これに対して，試験に落ちたり，恋人と別れたり，事故にあったりといった思いがけない出来事も大きなストレスで，これをライフイベントとも呼びます（②）。これらが合わさって，各人固有のストレスに耐えられる閾値（③）を超えると，心身の不調が著しくなります。

　そこで，図1―2に示すように，恒常的な生活上のストレスを上手にストレスマネジメント(A)して軽減し，大きなライフイベントに対しても対処力（コーピング・スキル）を身につけることで小さく体験(B)することにより，ストレスが閾値を超えないようにすることが大事です。さらに，遺伝を含むその人の個性としての閾値が低くても，規則正しい服薬(C)により，閾値を高く保ち，ストレスがやすやすとは閾値（③）を超えないようにすることが大事になります。

第1章　包括的アプローチとは　　3

図1—1 脆弱性―ストレスモデル

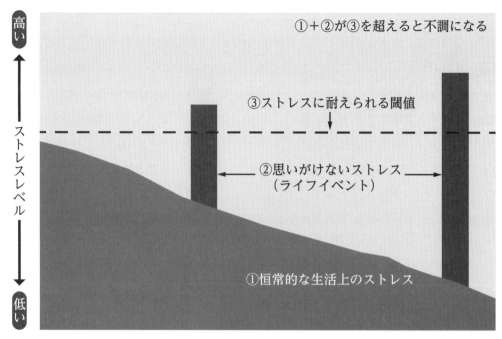

※恒常的な生活上のストレス（①），ライフイベント（②），ストレスに耐えられる閾値（③）の関係を理解しましょう。

図1—2 脆弱性―ストレス対処モデル

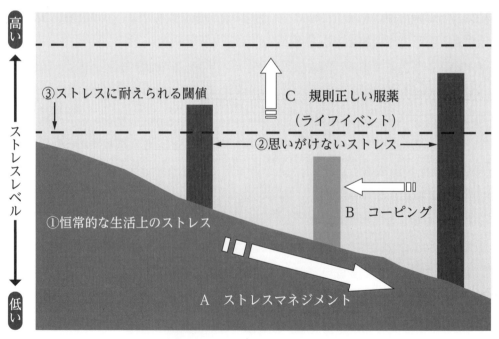

※恒常的な生活上のストレスを上手に軽減し(A)，ライフイベントに対して対処力（コーピング・スキル）を発揮して小さく体験(B)すること，規則正しい服薬(C)により，ストレスに抵抗できる閾値を高く保つことがポイントです。A，B，Cを活用して，①＋②がやすやすとは③を超えないようにすることが大事です。

4　I　実践編

OTPの基礎

　繰り返しになりますが，こうした状態を保ちやすくするためには，医療，福祉の環境整備に加えて，薬物療法だけでなく，心理社会的治療を組み合わせて包括的なアプローチを行うことが大切です。そのための治療サービスのあり方や治療スキルをまとめたものが，ファルーンにより提唱されたOptimal Treatment Project（OTP）です。ファルーンはOTPの基本骨格として9項目を示しましたが（表1－1），以下ではこれに沿って，機能性精神障害のリハビリテーションの骨子を解説します。

表1—1　ファルーンによるOptimal Treatment Project（OTP）で用いられるエビデンスに基づく包括的アプローチ技能

サービスモデル	治療プログラム
① 早期介入（早期発見・早期支援）	① 地域ケアに適した薬物療法
② 多職種チームによる支援	② ストレスマネジメント
③ 継続的なアセスメント	③ 認知行動療法
④ アウトリーチ・サービス	④ 就労支援
⑤ 双方向性の心理教育	

1 　サービスモデル

❶早期介入（早期発見・早期支援）

　心身の不調では，より早く気づき，より早く適切な支援や治療を受けることが，機能を回復し予後を良好にするために，とても重要です。これまで実に多数の研究により，治療開始が早いほど，疾患の予後が良好であることが科学的に示されています。しかしさまざまな理由により，専門家への相談や受診が，後手に回ってしまうことがあります。

　これまでの調査によれば，日本における精神病未治療期間（duration of untreated psychosis：DUP）は平均1～2年，中央値でも約6か月に及んでいます。この間にも大脳皮質の萎縮をはじめ脳の器質的変化は進行し，次第に社会機能が低下し，学校や職場でも適応しづらくなっていきます。学校などでの教育を通じて，正しい精神保健知識の普及啓発を図る必要があります。また，医療のゲートキーパーである家庭医（一般開業医）や保健所の保健師などが精神疾患の初期症状に習熟し，いつでも専門医に連携がとれる地域ケアシステムが必要です。

第1章　包括的アプローチとは　5

長期入院者を生み出さない工夫のなかで，その最たるものは早期介入でしょう。

詳しくは，15ページを参照してください。

❷多職種チームによる支援

リハビリテーションに限らず，治療チームは医師，保健師・看護師，精神保健福祉士（PSW），薬剤師，心理臨床家，栄養専門家など多職種がかかわって支援することが大事です。この多職種チームは単なる専門職の集まりではなく，基本的には全員が精神疾患への介入技法などに関して一定水準の技能をもっていることが重要です。さらに大事なのは，家族や身近な支援者（carer：ケアラー）の協力も欠かせません。専門家チームが家族や身近な支援者に伴走しながら，当事者にとっての極めて専門的な治療者に育て上げていくことが重要だと考えています。このことは家族のエンパワメントにもつながります。

詳しくは，22ページを参照してください。

❸継続的なアセスメント

当事者・家族についての生物医学的・心理社会的両面からの持続的アセスメントが重要です。なかでも，当事者の状態はいつも変化しているため，変化に応じてアセスメントを繰り返し，当事者を含めたチームで話し合って治療や支援の目標を見直し，それを共有することが大事です。現在わが国でよく知られているような評価スケールは，実は研究用に開発されたものが多く，臨床場面での使用には不向きです。各施設で実際に必要な評価項目のみを選び出し，使いやすく工夫することをお勧めします。

❹アウトリーチ・サービス

長期間ひきこもっていたり，再発を繰り返すケースに対しては，当事者側からの来訪を待つのではなく，サービス側が積極的に出向いていく，すなわち訪問型のサービスによる治療が必要になります。訪問して一方的に治療を押しつけるのではなく，当事者にとって安心できる環境で傾聴します。相互の信頼関係を築くうえでも有用なアプローチです。また，診察室でロールプレイをするよりも，トラブルが生じたその場で練習することで，技能がより定着し応用が利きやすくなります。多くの当事者は認知機能障害があるため，日常生活を送る場におけるリハビリテーショントレーニングがもっとも効率がよいといえます。

訪問により治療アドヒアランスが向上するという立場に立てば，重症者に対してだけ

でなく，また，必ずしも困難な症例だけでなく，広く多数の症例に対して実施すべきでしょう。しかし，アウトリーチはゴールではありません。いずれ自ら進んで診療に参加する姿勢を獲得する日が来ることを期待しましょう。

❺双方向性の心理教育

当事者や家族に対する心理教育は，必要に応じて適宜繰り返されることが重要です。獲得した知識は，時間が経てば次第に忘れてしまうものだからです。この際，一方的な知識の提供ではなく，十分に支持的で精神療法的配慮を添えることはいうまでもありません。個別の家族で心理教育を行うことにより，一般論にとどまらず各当事者の症状の特性などに合わせて具体的な話をすることができます。他の家族の前では遠慮してしまいがちな質問もしやすく，費用の問題を除けば，日本人には集団よりも向いています。

2 治療プログラム

❶地域ケアに適した薬物療法

地域ケアにおいては，薬物療法と心理社会的治療は車の両輪に例えられます。自立した，その人らしい生活を求めるうえで，両者はともに必要です。アドヒアランスの維持は大事ですが，過鎮静や体重増加，性機能障害をはじめとする本人が言い出しにくい副作用を定期的にきちんと評価することも重要です。服用する立場になって，薬の効果と副作用を見極めた最適な処方が望まれます。

詳しくは，64ページおよび103ページを参照してください。

❷ストレスマネジメント

本人や家族，支援者の対処技能を強化する目的で「問題解決技能」などの訓練を行います。ここでいう「家族」とは，必ずしも同居する親族という狭義の家族を意味しているのではありません。生活施設に入所していれば同室などの仲間や，職場の同僚等もこれにあたります。問題解決技能の訓練で，話し合いの過程と方法を本人と家族に訓練することにより，家族内で日常的に問題となるような緊張や葛藤を処理していく技法を身につけ，心身ともに健康な家族を目指しましょう。

詳しくは，72ページ，128ページ，158ページ，184ページを参照してください。

❸認知行動療法

日本では，認知行動療法の専門家は少ないという指摘がありますが，本書で示されているさまざまな小道具を上手に使いこなせば，認知行動療法は特殊な訓練を受けなくても実施できます。個別の課題に対しては，「積極的な傾聴の仕方」「上手な頼み方」「活動記録表」などの種々のモジュールを用いて行動面の修正を図り，家族全体の対処技能の向上を目指します。場面やニーズに応じて小道具を使いこなすことが大事になります。実際の家族セッションでは，これらの包括的な介入を，個々のニーズに最適な形で支持的に展開します。

詳しくは，27ページおよび158ページを参照してください。

❹就労支援

就労は，誰もが望む社会参加の最も基本的な形です。しかし残念なことに，これまで作業療法は，入院生活の暇つぶしかレクリエーションくらいにしかとらえられてこなかった面があります。しっかりした作業分析に基づき自分に合った仕事や職場を選び，具体的な就労目標に沿ったトレーニングを積み重ねることがもっとも効率的なリハビリテーションです。

独立した個人の尊厳を保つうえで，就労能力の再獲得は精神科治療における最も重要な課題です。地域資源を生かして，自分らしい人生を組み立てましょう。

詳しくは，51ページおよび259ページを参照してください。

まとめ

運動，食事，休養，睡眠などのバランスのとれた生活が大事です。睡眠，食事，運動などに気をつけることも必要です。さらに，心身の変調に早期に気づき，適切な対応をとることが，心身の健康の増進と精神疾患の再発予防に不可欠となります。日頃から身体機能をチェックすることは重要です。

詳しくは，59ページを参照してください。

（水野雅文）

第2章

精神障害の特性

本章の要旨

　「精神障害」とは，どのような状態のことをいうのでしょうか？　「精神疾患」と「精神障害」はどう違うのでしょうか？　「精神障害」の定義は，法律や診断基準によって異なるなど，実はまだ統一されていません。この章では，医学的な意味での一時的な精神の不調を「精神疾患」，精神疾患のため，日常生活や社会生活において何らかの困難が継続的に生じている状態を「精神障害」と呼ぶことにします。「障害」ということばには，あまりよいイメージをもたない人がいるかもしれません。しかし，精神障害をもったとしても，自分らしい，豊かな生活を送ることは十分に可能です。そのためには，まず，「精神障害とは何か」ということについて，理解することが大切です。

2つの意味がある「精神障害」

　日本語の「精神障害」という用語には，大きく分けて二つの意味があります。一つは，医学的な意味でいう精神障害で，英語ではメンタル・ディスオーダー（mental disorder）といいます。ディスオーダーは，混乱している，安定しない，調子がよくない，という意味で使用されます。つまり，メンタル・ディスオーダーとは，精神的な不調全般を指す言葉と考えるとよいでしょう。メンタル・ディスオーダーは，医学的な治療の対象になります。たとえば，うつ病や双極性障害は，気分が落ち込みすぎたり高揚しすぎたりするという気分の不調ですので，気分障害（ムード・ディスオーダー）と呼ばれ，精神療法や薬物療法の対象になります。

　もう一つ，英語ではメンタル・ディスアビリティー（mental disability）と呼ばれる「精神障害」もあります。これは，精神的な不調（メンタル・ディスオーダー）のため，日常生活や社会生活に何らかの困難，つまり「生活のしづらさ」が継続的に生じて

いる状態のことです。メンタル・ディスアビリティーは，福祉的な支援やリハビリテーションの対象になります。周囲の人は，本人の生活のしづらさがどこにあるのかを理解して，合理的配慮をすることが必要です。

　日本語では，ディスオーダーも，ディスアビリティーも，両方「障害」と訳されています。この章では，混乱を避けるため，メンタル・ディスオーダーを「精神疾患」と呼んで，メンタル・ディスアビリティーと区別することにします。

　なお、精神疾患・精神障害の分類マニュアルの最新版（DSM−5）の日本語訳では，「障害」という言葉にネガティブな印象があることに配慮して，disorderの訳に「症」を用いて，「パニック症／パニック障害」のように「症」と「障害」を併記することになりました。また「障害」の表記についても，「害」という語を避け，「障がい」「障碍」などと表記を変更すべきではないかという議論が行われていますが，法令などで使用される「障害」の表記が新たに特定の表記に変更されるまでには至っておらず，今後も検討を進めていくべき課題とされています。

精神障害の特徴

　精神障害に見られる生活のしづらさは，人それぞれですが，以下のような状態は比較的よく認められます。

- ・　疲れやすい
- ・　緊張しやすい
- ・　焦りやすい
- ・　融通がきかない
- ・　対人関係や生活技能（適切な食事，金銭管理，セルフケアなど）が不得手
- ・　ストレスに影響されやすい（傷つきやすい）
- ・　「ほどほど」が苦手
- ・　注意力，集中力，記憶力が十分はたらかない
- ・　優先順位をつけるのが苦手
- ・　現実吟味力が不足しがち

　自分にあてはまる，と感じた特徴はありましたか？　生活のしづらさは人によって違いますので，どれも自分にはあてはまらない，と感じた方もいるかもしれません。自分

10　I　実践編

の生活のしづらさはどのようなところにあるのか，家族や友人，専門家と話し合ってみるとよいでしょう。

精神疾患の症状コントロール

　精神疾患を患った人が，すべて精神障害をもつわけではありません。精神療法や薬物療法，環境調整などによって精神疾患から回復し，精神障害が残らないことは多々あります。クモ膜下出血になっても，早期の治療やリハビリテーションにより，後遺症が残らない人が多いのと同じです。

　では，精神障害と身体障害の違いはどこにあるのでしょう？　身体障害の場合，何らかの身体疾患でその障害が引き起こされた場合であっても，身体疾患への継続的な治療が必要となることは，あまり多くありません。クモ膜下出血の治療後に，身体の半分に麻痺が残った場合，車いすや杖，住宅の改修などによって障害を補うなどの支援は必要ですが，クモ膜下出血そのものへの治療が継続的に行われるわけではありません。一方で，精神障害の場合，障害に対しての何らかの支援やリハビリテーションが必要であるのと同時に，精神疾患の治療も必要になります（図2―1）。

　精神障害の程度は，精神疾患の症状に大きく影響を受けます。たとえば，薬の飲み忘れが続いて，消えていた幻聴が再び聴こえ始めた場合，注意力や集中力，生活技能がさらに低下してしまう，ということがあるかもしれません。精神障害を引き起こしやすい

図2―1　精神疾患と精神障害の関係（例）

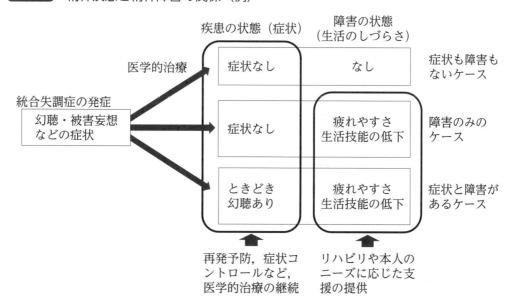

精神疾患は，再発・再燃しやすいことが知られています。そのため，再発を予防するための治療や，症状が悪化した場合の早めの対処が重要になってきます。日ごろから主治医や支援者とよく話し合い，Ⅱ—第8章で紹介されている「早期警告サイン」を確認しておくとよいでしょう。

Q あなたが困っている精神症状にはどのようなものがありますか？（ありましたか？）

A

Q その症状をコントロールするためには，どのようなことに気をつければよいでしょうか？

A

主治医や，あなたのことをよく知っている専門職の人の意見もきいてみてください。

精神障害（生活のしづらさ）に関係する さまざまな要因

精神障害のもうひとつの特徴は，ほかの障害に比べて，障害の程度が大きく変化し得

ることです。精神症状が悪化すると，障害の程度が一時的に重くなってしまうのは，前述の通りです。一方で，これまでコントロールが難しかった症状が，合う薬がみつかるなどして改善した場合（Ⅰ―第10章「薬物療法の進歩」参照），障害が軽くなる可能性も十分にあります。

その他，本人を取り巻く環境（環境要因）や本人の特性（個人要因）も，生活のしづらさに大いに関係します。環境要因や個人要因には，たとえば以下のようなものがあります。

環境要因：周囲の理解や支援，利用できるサービス，居住環境，職場環境，通院の利便性，対人関係，差別や偏見　など

個人要因：年齢，性別，性格傾向，考え方，好きなこと・得意なこと，嫌いなこと・苦手なこと，教育歴，セルフスティグマ（精神障害をもつ自分自身への偏見。自分は精神障害者だから何もできない，社会に受け入れてもらえないなどと考えてしまうこと。セルフスティグマが強いと，自尊感情や自己効力感の低下が起こり，社会参加に積極的になれないことがある）　など

タカシさんの例を見てみましょう。

タカシさんは，32歳の男性です。高校卒業後，専門学校に進学しましたがすぐに中退し，その後自宅にひきこもりがちの生活でした。24歳のとき，統合失調症と診断されて治療が開始されました。デイケアや就労支援事業所に通いながらリハビリを行い，1か月ほど前に障害者雇用で就職をしました。

治療開始当初は，タカシさんは幻聴に悩まされていましたが，現在では幻聴はほとんどなくなっています。しかし，疲れやすくて長く集中できない，緊張しやすい，新しいことを理解するのに時間がかかる，といった「生活のしづらさ」を感じています。

職場では，就職面接のときにタカシさんから話をよく聴き，上記のような「生活のしづらさ」があることがわかりました。そこでタカシさんの疲れやすさや緊張のしやすさに配慮し，短時間勤務から開始することにしました。また，新しいことを理解するのに時間がかかることから，業務手順をわかりやすく書いたマニュアルが用意され，隣の席の人がタカシさんをサポートすることになりました。

元来まじめで，何事にも一生懸命なタカシさんは，マニュアルを見ながら真剣に仕事に取り組みました。短時間勤務のおかげで疲れをためることなく，徐々に仕事に慣れていきました。タカシさんの几帳面な仕事ぶりは，上司にも評価されています。職場の仲

間に受け入れてもらえて，休まず仕事を続けられたことで，タカシさんはだんだん自信をつけ，1年後にはフルタイム勤務ができるようになりました。

　配慮のゆきとどいた職場環境（環境要因）により，タカシさんのまじめで一生懸命で几帳面，という個人特性が活かされています。その結果，フルタイムの勤務が可能になっており，精神障害の程度が軽くなったともいえます。

　生活のしづらさは，その人の障害のみから生じているのではありません。障害特性に配慮しつつ，その人の強み（ストレングス）と個性を活かすことのできる環境づくりや支援の提供により，生活のしづらさを改善することは十分可能です。

Q あなたのよいところ，強み（ストレングス）は何ですか？
（例：我慢強い，鉄道の知識が豊富，正直，掃除が得意，新聞を毎朝読んでいる …etc）

A

あなたの家族や友人にも意見を聞いてみましょう。

　精神障害について考えるとき，私たちは，つい「何が苦手なのか」「どこに障害があるのか」といったことにばかり目を向けがちになります。精神障害の一般的な特性を知ることはもちろん大切なことです。しかし，それと同じくらい，あるいはそれ以上に大切なことは，精神障害による生活のしづらさを抱えているその人自身を理解し，その人の個性や強みに目を向けて，その個性や強みを活かすことのできる支援のあり方を本人とともに考えることなのです。適切な支援とリハビリテーションにより，精神障害を改善させることは可能です。どんな人でも，たくさんの可能性をもっています。その可能性を信じることが，一番大切なことかもしれません。

（藤井千代）

第3章

早期発見・早期治療

本章の要旨

　新規の抗精神病薬や心理社会的治療が登場し，さらにさまざまな社会のサポートも得やすくなったことにより，統合失調症などの精神疾患を発症したとしても，社会で再び活躍できる人が増えてきました。また近年，治療の開始が早いほど，より精神症状の悪化は防げ，回復も早まり，社会で再び活躍しやすくなることがわかってきました。

　現在，精神疾患をより早期に発見し，治療を開始することで予後を改善しようという流れから，さらなる早期からの介入により，精神疾患の発症そのものを予防するという見通しまでも開きつつあります。

早期介入の意義

　統合失調症をはじめとする精神疾患は長らく，有効な治療手段がなく，社会復帰が困難な悲観的な病でした。そのため，精神疾患を早期に発見し治療を始めようとする議論そのものが避けられてきた感すらありました。しかし近年，新たな抗精神病薬に加え，SST（社会生活技能訓練）や認知行動療法（I―第5章およびII―第7章参照）などの実践的な心理社会的治療が登場し，さらにさまざまな社会のサポートも得やすくなったことにより，精神疾患を発症したとしても，再び社会で活躍できる人が増えてきました。このように，精神疾患からの回復が実現しつつあるなか，精神疾患の早期発見・早期治療への期待は一層高まっています。英語圏では早期発見・早期治療を，早期介入（early intervention）と呼んでいます。

第3章　早期発見・早期治療　15

早期介入のメリット

　一般的に経過が長期にわたる疾病（慢性疾患）では，早期に病が発見され治療が開始されることが望まれます。近年，精神疾患も脳内で病的な変化が生じ，徐々に精神症状が出現する疾患であること，早期の治療により，精神症状やその後の経過（予後）の悪化を防ぐことができることがわかってきています。

　統合失調症などの精神疾患を早期に発見し，治療を開始したほうがよい理由はほかにもあります。それは，精神疾患が多くの場合，心の成長（発達）や社会的役割に重大な影響を及ぼす思春期〜青年期に発症するからです。さらに，発症間もない時期においては，幻覚や妄想などが生じるだけでなく，判断力が低下し，自傷を含めた衝動的な行為や薬物・アルコール乱用などの不適切な行動が増えてしまうこともしばしばあります。

　治療開始の遅れは，その間に家庭や学校，会社などのかけがえのない居場所をさえ失わせてしまう可能性があります。発症の早期は，自分の病気を理解すること（病識の形成）や治療関係の確立をするうえで重要な時期で，この時期にこそ専門家との強い連携（I—第4章参照）が望まれます。

精神病未治療期間（DUP）と回復の可能性

1 精神病未治療期間（DUP）とは

　精神疾患のうち，幻覚妄想状態を呈する代表的な精神疾患は統合失調症（schizophrenia）ですが，その他にも双極性障害やうつ病でも幻覚妄想が生じることがあります。これらの幻覚や妄想を呈する疾患は精神病（psychosis）と呼ばれ，さまざまな共通点を有します。

　ここで図3—1をみてみましょう。明らかな精神症状（陽性症状：OP）が生じてから精神科医の治療が開始（OT）されるまでの期間は，精神病未治療期間（duration of untreated psychosis：DUP）と呼ばれます。これは，治療開始の遅れを意味する期間といえます。国内外の数多くの研究から，DUPが長いほど，つまり治療への介入が遅れるほど全般的に精神症状は深刻化してしまい，さまざまな精神症状の回復が遅れ，入院期間が長引くことや，予後が悪くなってしまうことが繰り返し示されています。

16　I　実践編

図3−1 早期精神病への介入

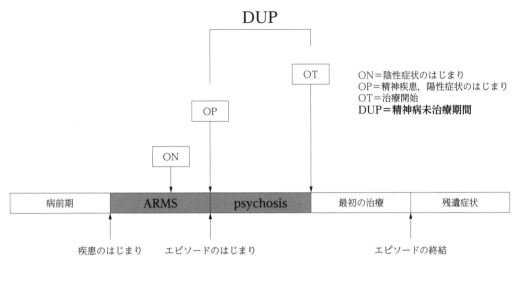

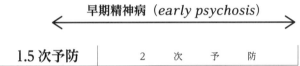

2 日本におけるDUPの長さ

　日本のデータでは，DUPの中央値は5～6か月，平均値は約17か月とされています。
　中央値とは，この研究でDUPが調べられた人々をDUPが短い順に並べたときに，ちょうど中央の順位であった人のDUPの値です。平均値が中央値に比べてとても長いということは，平均値が17か月もの長さであるというだけでなく，さらに著しく長い間，とても多くの人々が苦しい幻覚妄想にさいなまれながらも，精神科に受診しないでいるということを意味します。

3 日本のような医療先進国でも治療の遅れ（DUPの長期化）が続く理由

　精神疾患に対する偏見やセルフスティグマ（精神疾患になるなんて恥ずかしいこと，精神疾患になったなんて他人に知られたくない，などと自分自身が考えている偏見を指します），精神疾患に関する正しい知識の不足，自分が病気である（病識）ということに気がつきにくいという精神疾患の特徴などのほかにも，さまざまな理由が考えられると思います。

精神疾患で生じる脳内の変化と治療臨界期

　統合失調症や双極性障害などの精神疾患が発症するとき，精神を司る脳のなかでは，どのような変化が起きるのでしょうか？　近年，精神疾患の発症早期を対象とした研究が増えるにつれ，さまざまなストレスが物事のとらえ方や考え方を次第に歪めていくとともに，思考や認知と深く関係する脳内のドパミン神経系の調整異常をも起こし，さらにストレスへの脆弱性が増し，その悪循環により精神症状が一層悪化するということがわかってきました。

　このことから，ストレスにさらされたままの未治療の精神病状態それ自体が，脳内のさまざまな神経系に対し悪い影響を与え，回復の困難さを強めてしまう可能性があります。実際，DUPが長期になるほど脳のなかのさまざまな部位において病的な変化が生じ，進行してしまうことが報告されています。

　一方，この時期に適切な精神療法や薬物療法を継続した群では，脳のなかの変化が改善するという可能性が多く報告されています。これらの結果は，治療への介入が早いほど精神症状の悪化は防げ，回復も早まる可能性を生物学的な面から裏付けるものといえるでしょう。こうした統合失調症をはじめとした精神疾患の転帰を改善しやすい期間は発症から3～5年と想定され，治療臨界期（critical period）と呼ばれます。治療にはそれが最も効果的な"旬"があることを示す概念です。

精神病発症危険状態（ARMSまたはUHR）

　治療臨界期が明らかになるとともに，統合失調症をはじめとする精神疾患をより早期に発見し，治療を開始することで予後を改善しようという発想が広がるなかで，できれば精神疾患の「前駆期」に発見できないだろうか，という臨床研究が進められました。

　「前駆期」という考え方は，後から振り返ればあのときから不調だったという後方視的視点であり，結果的に顕在発症したケースについて振り返った場合に，発症前の危うかった期間を示す概念です。

　これに対してより予防的な視点，すなわち危険が高まっている状態をとらえ，なんとか発症させないよう働きかけを行ううえでは，必ずしも発症するとは限らない，まして統合失調症になるとは限らない時点でその危険を適切に把握する必要があります（1.5次予防）。そうした前方視的視点，進行形で危険な状態をとらえるための概念が，精神病発症危険状態（at risk mental state（ARMS），または，ultra high risk（UHR））

と呼ばれる状態です（図3―1）。

　精神疾患の前段階であるARMSから精神疾患に移行したとしても，必ずしも統合失調症を発症するとは限らず，双極性障害やうつ病あるいはその他のさまざまな精神疾患に至る場合もありますが，明確な精神症状（陽性症状）が認められる前のARMSの段階では，比較的共通した病態を有します。現在では，ARMSは，①短期間の間欠的な明らかな陽性症状，②微弱で持続的な陽性症状，③遺伝的なリスクと機能低下という基準を満たす場合とされています。

　こうした，発症の間際のARMSの時期には実際にはどのようなことが生じるのでしょうか？　大規模な研究により，ARMSの時期には不安感，抑うつ気分，依存物質の乱用，陰性症状，学業の不振，仕事の能率の低下や人間関係の障害や，社会機能の低下など多彩な精神症状やさまざまな問題が生じることが明らかとなっています。

いつから治療を始めたらよいのか？

　それでは，治療介入をいつから始めたらよいのでしょうか？　ここで図3―2を見てみましょう。現在，ARMSと判断された場合，3年後には20～30％の人が症状が悪化し精神病状態へ移行することがわかっています（陽性：ケース1）。ARMSの時点から経過が追えれば，たとえ精神病を発症したとしても，治療のタイミングが逃されることはなく，入院する程の病状の悪化や学業や就労の中断も免れることができる可能性が高まります。このことからも，「陽性：ケース1」に対しては早期の治療が有益であるといえます。

　さて，一方でARMSと診断されても，実際には精神病を発症しない人もいます。これらの人々に早期の治療は有益なのでしょうか？　理論上では，発症しない人には2種類のタイプがいると考えることができます。一つ目のタイプは，介入をせず放置していても発症しない場合（偽陽性：ケース2），二つ目は，薬物療法や精神療法などの介入により，その治療効果によって結果として精神病の発症が阻止される場合（偽偽陽性：ケース3）です。

　「偽偽陽性：ケース3」は何も治療介入をしなかった場合，「陽性：ケース1」に移行してしまうはずだったケースで，「陽性：ケース1」と同様，治療介入が有益であったケースといえます。しかし，結果的に発症しなかったという点においては，「偽陽性：ケース2」と「偽偽陽性：ケース3」は同じであり，残念ながら現時点でこの二つを厳密に見分ける方法はまだありません。

図3-2 発症の経過と早期介入

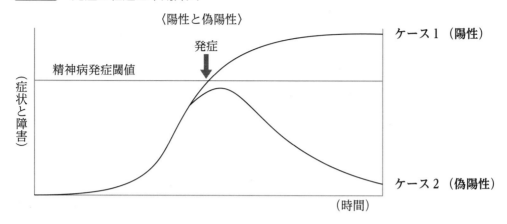

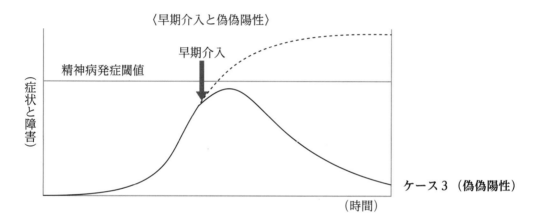

　しかし最近，ARMSのうち精神病状態には至らない70～80％の「偽陽性：ケース2」の人のうち，40％もの人が，2年経過しても微弱な陽性症状や不調感が続き，社会に参加することも困難になっていることがわかっています。これは，ARMSの診断を満たし治療を求めた人々の多くが，その後に精神病状態に移行しなかったとしても，さまざまな苦痛にさいなまれていることを示すものといえます。

　脳画像研究においては，ARMSのうち，その後健康な状態に回復する「偽陽性：ケース2」の脳内においても，さまざまな変化が生じていることが明らかになっています。一方，近年，適切な介入によってそれらの変化は明らかに改善されていくことが報告されるようになりました。このように，従来想定された以上に脳にはダイナミックで力強い回復力（レジリエンス）が備わっていることがわかってきています。こうした理由からも，ARMSの診断を満たすもののその後に精神病状態に移行しない「偽陽性：ケース2」においても，何らかのサポートを提供することが有益であると考えられるようになってきています。

まとめ

　統合失調症などの精神疾患も，治療開始が早いほど精神症状の悪化は防げ，回復も早まり，社会で再び活躍することも可能であることがわかってきました。現在，さらなる早期（ARMS）からの介入により，統合失調症などの精神病の発症そのものを予防するという展望までもが開けつつあるのです。

（片桐直之）

第4章 地域における多職種チーム医療

本章の要旨

　本章では，地域で生活している当事者への支援を，多職種チームで行うことの意義について説明します。また，再発率など病気の経過に家族が与える影響について解説し，家族が支援者としての力を無理なく発揮できるようになるために，治療チームの一員となることの重要性についても触れています。さらに，地域で利用できるアウトリーチ支援について紹介します。

多職種チーム医療とは

　「医療」というと，診察室のなかで医師と患者さんの一対一の関係で行われるものをイメージされる方が多いかもしれません。近年ではチーム医療という言葉もよく聞かれるようになりましたが，ここでも病院内の医師を中心とした構図を思い浮かべる方が多いでしょう。しかし，最近のチーム医療の考え方は，あくまで当事者が中心であり，さまざまな職種（多職種）が公平な立場で支援を行います。

　この多職種チームの共通の目標は，精神障害を抱える当事者が，障害がありながらもその人らしい生活を安定して地域で送ることができることです。この目標を達成するためには，チームのメンバーが地域生活のさまざまな場面で，当事者のニーズにきめ細かく，柔軟に対応できることが求められ，どの職種であっても治療や支援の方法について一定水準の知識をもっていることが必要とされます。

　つまり，看護師であっても当事者が利用できる社会資源についてある程度の知識をもっていて，適切な時期に適切な場所に相談できることが求められますし，作業療法士であっても向精神薬の副作用に気づけなければならないということです。そうすることで，チームとして柔軟で効果的な支援を速やかに行うことが可能になり，結果として，各職種の専門性がより発揮できるようになります。

22　Ⅰ　実践編

さまざまな資格をもつスタッフは，それぞれの職種によって異なる教育を受け，異なる経験を積んできています。そのため，当事者や当事者を取り巻く環境のアセスメント，支援プランの立て方には，職種による視点や積んできた経験の違いが反映されます。こうした職種の違いのみならず，年齢や性別といった支援者個々人の多様性によっても視点の違いが生まれますが，このような違いもより多角的なアセスメント，計画立案に活かされ，チーム医療の強みとなります。互いのもっている知識やスキル，経験を尊重し，良好なコミュニケーションをとることで，チームとして質の高い支援を提供できます。

家族がチームの一員であること

　多職種チームには，医師，看護師，精神保健福祉士，作業療法士，心理職，薬剤師，管理栄養士といった職種のスタッフが含まれますが，実は家族も重要なチームのメンバーです。当事者の一番身近にいて，一緒に過ごす時間が最も長い家族は，多職種チームにおいて非常に重要な役割を担っています。

　家族の当事者に対する接し方が症状の再発に影響を及ぼすという研究結果は，今までにいくつも報告されています。特に，同居している家族はともに過ごす時間も長く，その影響は大きいと考えられます。しかし，こうした事実は再発の責任を家族に押しつけるものではなく，まして，支援の負担を家族に過度に強いるというものではありません。家庭のなかに何らかの障害を抱えている当事者がいれば，家族としては自分を犠牲にして，ストレスを感じていたとしても，何とかいい支援をしたいと考えるものでしょう。しかし図4—1を見てください。支援者のストレスマネジメント，すなわち，当事者の身近にいる家族のストレスが適切に管理されていることが，再発率を下げるのです。つまり，家族が多職種チームの一員になるということは，家族に支援者として負担を押しつけるということではなく，むしろ家族の負担感を軽減することが目的です。

　たとえば，感情表出（expressed emotion：EE）という言葉があります。当事者に対して批判的なコメントが多かったり，当事者に感情的に巻き込まれやすい支援者を指して高EEと表現することがあり，再発率との関係が明らかになっています。それではなぜ高EE，つまり批判的なコメントが増えたり，当事者と一緒に不安になってしまったりするのでしょう？

　それは，病気や治療法に関する知識が十分でなかったり，起こった問題に対する対処法がわからなかったり，困ったときに相談する相手がいなかったりするためではないで

図4—1 再発防止のための治療効果（1年以内）

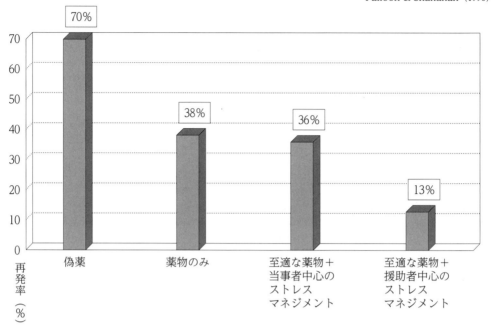

Falloon & Shanahan（1990）

しょうか？　知らないことやわからないことを相談できないために支援者が不安になったりイライラしてしまうような状況が生じないように，家族にも治療チームの一員として必要な知識をもっていただくとともに，適切な対処法を身につけられるように，専門スタッフが支援していきます。必要な知識や適切な対処法を身につけるなどといわれると，教科書を揃えて勉強しなければいけないようなプレッシャーを感じるかもしれませんが，決してそうではありません。家族はその家族専門の援助者であればいいのです。つまり，すべての薬の特徴や副作用を知る必要はなく，現在患者さんが服用している薬について知っておけば十分です。

　また，ストレスマネジメントや再発の早期サインも，専門的知識をもつ必要はありません。家族だからこそわかるストレスサインや不調の徴候を，チームの他のメンバーと共有していただければいいのです。そして，困ったときにはすぐにチームの専門家と相談できるような良好なコミュニケーションをもつことです。これができれば，治療チームのメンバーであると同時に，家族自身のストレスマネジメントにもなります。家族が適切な知識，対処方法を知り，家族内で問題を解決できるように，チームのメンバーは支援したり，家族と連携をとっていきます。

アウトリーチによる支援

多職種チーム医療の目指すところは，精神障害を抱えながらも，患者さんがその人らしい生活を地域で送れるようになることです。そのためには，地域・家庭という実際の生活の場で起こった困ったことに，速やかに，柔軟に対応する必要があり，その困難が生じている現場で解決を図ることが有効である場合が多くあります。つまり，外来診療やデイケアなど，当事者が医療機関や支援機関に赴くことで受けられるサービスだけでなく，生活の場で受けられる支援が提供されることも重要であるということです。こうした，地域に出向いて支援を提供することを，アウトリーチ支援と呼んでいます。

たとえば，自宅を訪問して，家での生活で困っている問題について一緒に考え，その場で対処法を実践したり，一人で行うことが困難な諸手続に同行したり，就労している現場に赴いて支援を行うことなどがあげられます。また，調子が悪く病院へ行くことも困難なときに，自宅を訪問してアセスメントしたり，必要な処置や支援を行うこともアウトリーチの重要な役割です。こうした支援は医療機関でスタッフが待っていても行うことはできませんし，その現場に実際に行くことで問題点が明確になることも多いのです。

医療機関が提供するアウトリーチ支援には，医師が当事者のもとに診察に行く往診，看護師や精神保健福祉士などが現場で必要な支援を行う訪問看護などがあります。近年では，精神障害者への訪問看護を行う訪問看護ステーションも地域にたくさんあり，医療機関と連携しながら地域で生活する当事者を支援しています。さらに，保健師による訪問支援もあります。特に医療機関を未受診，もしくは通院を中断してしまったケースに対するアウトリーチでは，保健センターが中心となってかかわっています。また，一人で地域生活を行う際に困難を抱えているケースについては，ホームヘルパーの利用が考慮されます。ホームヘルパーによる支援を受けながら，自立した生活のための練習をすることができます。

経験・力を発揮できる環境を整える

ここまで説明したように，医療機関や地域の支援機関のさまざまな職種のスタッフに，家族を加えたメンバーが，当事者を中心としたチームを構成します。各々が必要な知識とスキルをもちながら，専門性を活かして，チームとして機能することで，適切なアセスメントと計画の立案，実施が可能になります。特に，当事者の最も身近にいる家

族には，治療チームの一員となることで必要な支援を十分に受け，自身の負担を減らし，もっている経験や力を発揮できるような環境を整えていっていただきたいと考えます。

（山澤涼子）

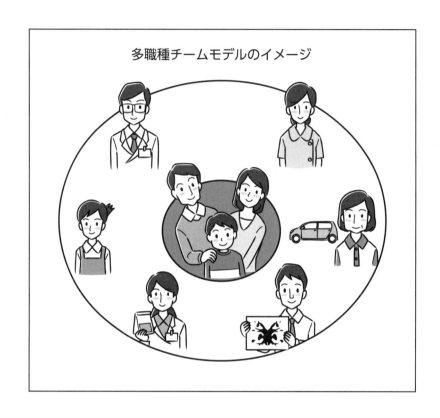

多職種チームモデルのイメージ

第5章

認知行動療法の基礎

本章の要旨

　精神疾患にかかると，何もやる気が起きない，何も楽しいと思えないといった抑うつ気分や，誰かに見られているような気がする，周囲から変な人だと思われているに違いない，といった不安感が伴うことが多いものです。

　この章では，そうした不快な気分を落ち着かせる方法の一つとして，近年注目を集めている認知行動療法という精神療法をご紹介します。はじめは治療者と一緒にゆっくりと学びながら，最終的にはご自身の力で不快な気分に対処できるようになることが目標です。認知行動療法のコツをつかんで，普段からご自身の心のメンテナンスにお役立てください。

認知行動療法とは

　認知行動療法では「認知」，すなわち，私たちの「考え」や「思考」が，「行動」「感情」「身体」の反応と相互に関連し合っていることに着目します。そして，「認知（考え）」や「行動」を適応的なものに変えていくことによって，つらい「感情」や不快な「身体」の感覚を改善することを試みます。

　もともとは，アメリカの精神科医ベック（Beck, A. T.）がうつ病の患者さんの治療中に，患者さんがすぐに自分に関する否定的な考えを口にすることに気づき，そうしたネガティブな考え方を修正していくと抑うつ気分が回復に向かったことから開発した精神療法です。今ではうつ病だけではなく，不安障害，睡眠障害，疼痛性障害などにも広く用いられています。

　このように，不快な感情や身体反応に影響を与えている考え方や行動パターンを変容するには，治療者がみなさんのコーチのように，アドバイスを与えたりリードしたりして一歩ずつ進めていくことが大切ですが，最終的にはみなさんが自分自身のセラピスト

となって，つらい感情や身体感覚をセルフコントロールできるようになることが目標です。

認知行動療法で扱う「考え」とは

　私たちは日々，「今日は何を着て行こうか」とか「晩ご飯は何にしようか」など，さまざまなことを考えながら生活しています。認知行動療法で扱う「考え」とは，このようにあれこれ思いを巡らせた後に出てくるような考えではなく，ある状況で意識せずにパッと浮かんでくるような考えのことを意味します。たとえば，道ですれ違った人がこちらを見た瞬間に，「自分のことを変だと思っているに違いない」などと考えたりするのがそうです。

　認知行動療法では，このような気づかないうちに自動的に浮かんでくる考えのことを「自動思考」と呼んでいます。

なぜ「自動思考」に着目するのか

　自動思考はある状況下でとっさに浮かんでくる考えのため，いつも悲観的で否定的なものとは限りません。しかしながら，私たちがストレスを感じていたり，体調が悪かったり，気分が落ち込んだりしているときには，知らず知らずのうちに極端に悪い方向へ考えてしまいがちです。そして，そのように極端で偏った「考え＝自動思考」が，「行動」「身体」「感情」と互いに影響し合って悪循環を起こしてしまうのです。

　図５−１は，誰かに見られているような感覚（被注察感）によって不安が高まっている場合に特徴的な考えと，感情，行動，身体の反応の関係を表したものです。認知行動療法では，この４つの関係の悪循環を断ち切るために，極端な考えを，よりバランスのとれた考えに修正することによって，つらい気分の改善を試みていきます。

28　I　実践編

図5―1 「考え＝自動思考」「行動」「身体」「感情」の悪循環の例

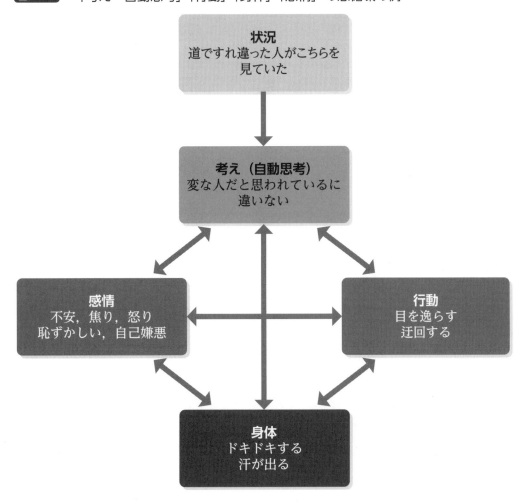

自動思考のタイプ

　不快な感情を生み出す自動思考には，いくつかのタイプがあります（表5―1）。これらには，極端で一方に偏っており，バランスが悪いといった共通点があります。みなさんもつらい気分のときに，このような極端な考えに陥っていないかどうか，立ち止まって見つめ直してみましょう。

表5—1 ありがちな自動思考のタイプ

自動思考のタイプ	内容
根拠のない決めつけ	～に決まっている
全か無か思考	一度でも～したら，すべておしまいだ
白黒思考	何事もはっきりしないのはよくない
べき思考	～すべきである
自己批判	～になったのはすべて私のせいだ
深読み	相手は～と思っているに違いない
先読み	この先～になるに違いない

認知に働きかける方法

　冒頭でお話ししたように，認知行動療法ではつらい気分を改善するための方法として，主として「認知」に働きかける技法と，「行動」に働きかける技法があります。実際には両方を用いることがほとんどであり，双方に働きかけることによって効果がさらに高まります。ここでは「認知＝自動思考」を吟味して，バランスのよい考え方を導くための1つの方法として「認知再構成法」をご紹介します。

　認知再構成法を実施する際には，「思考記録表」に考えや気持ちを書き出すことによって，心の整理をしていきます。思考記録表にはさまざまなタイプがありますが，表5—2のように7つの欄（コラム）に分かれているものを「7コラム式思考記録表」といいます。

　記入する際には，映像として流れているひと続きの出来事を，ある場面でストップさせてよく見てみるように，一連の出来事のある瞬間を切り取って①の「状況」に記し，そのときの②「気分」（カッコ内にはその気分の評定を0～100の点数で記入），③「考え（＝自動思考）」，④「根拠」，⑤「反証」を，現実に照らし合わせながら丁寧にみていきます。そして，④の根拠と⑤の反証とを考え合わせてバランスをとった場合，新たに浮かんでくる考えを⑥の「適応的思考（バランスのとれた考え方）」に記すようにします。最後に，⑥のように考え直した場合，③で記した気分と点数がどのように変わったかを，⑦の「気分の変化」に書き入れます（表5—3の記入例を参考にしてください）。

表5-2 7コラム式思考記録表

① 状況	どのようなことがありましたか？
② 気分 （0～100点）	どのような気分を強く感じましたか？
③ 考え （自動思考）	そのとき，どのような考えが浮かびましたか？
④ 根拠	なぜ③のように考えたのですか？（根拠となった"事実"は？）
⑤ 反証	③で浮かんだ考えに合わない"事実"はありませんか？
⑥ 適応的思考 （バランスのとれた考え方）	確かに④だが，⑤でもあるというふうに文章をつなげてみてください。そして，つなげた文章を読み返してみて，新たに浮かんだ考えを書いてみましょう。 新たな考え⇒
⑦ 気分の変化 （0～100点）	⑥で浮かんだ新たな考えに従うと，②で記入した気分はどのように変化しますか？

「リカバリーのためのワークブック」中央法規出版，2018年

第5章　認知行動療法の基礎　31

表5−3 「7コラム式思考記録表」の記入例

① 状況	どのようなことがありましたか？ ファミレスで向こうの席に座っていた二人がこちらを見た。
② 気分 （0〜100点）	どのような気分を強く感じましたか？ 不安（90点）・恥ずかしさ（80点）
③ 考え （自動思考）	そのとき，どのような考えが浮かびましたか？ 私のことを変な人だと思ったに違いない。
④ 根拠	なぜ③のように考えたのですか？（根拠となった"事実"は？） こちらを見たときに笑っていた。
⑤ 反証	③で浮かんだ考えに合わない"事実"はありませんか？ こちらを見る前から笑いながら話していた。私の後ろには目を引くポスターもかかっていた。
⑥ 適応的思考 （バランスのとれた考え方）	確かに④だが，⑤でもあるというふうに文章をつなげてみてください。そして，つなげた文章を読み返してみて，新たに浮かんだ考えを書いてみましょう。 確かに，その二人はこちらを見たときに笑っていた。しかし，こちらを見る前から笑いながら話していたし，私の後ろには目を引くポスターもかかっていた。 新たな考え⇒その二人は，私のことを見て笑ったとは限らない。私のことを変な人だと思ったに違いないというのは考え過ぎかもしれない。
⑦ 気分の変化 （0〜100点）	⑥で浮かんだ新たな考えに従うと，②で記入した気分はどのように変化しますか？ 不安（40点）・恥ずかしさ（30点）

「リカバリーのためのワークブック」中央法規出版，2018年

行動に働きかける方法

　前項では，「考え」を修正することによって，不快な気分を和らげる方法についてみてきました。冒頭で述べたように，認知行動療法では悪循環を生み出している「行動」からアプローチして，つらい気分の改善を図ることもあります。行動を変えるには，まず表5―4のような「活動記録表」に現在の自分の活動状況を記録して，その時々の気分を客観的に見つめ直してみることから始めます。これをモニタリングといいます。ちょうどダイエットを始めようとする人が，現在の食事内容と体重を記録してみるのに似ています。

表5―4　活動記録表

記録する気分：達成感（**0～100点**）

	月　日 （月）	月　日 （火）	月　日 （水）	月　日 （木）	月　日 （金）	月　日 （土）	月　日 （日）
6：00 ～ 7：00							
7：00 ～ 8：00							
8：00 ～ 9：00							
9：00 ～ 10：00							
10：00 ～ 11：00							
11：00 ～ 12：00							
12：00 ～ 13：00							

「リカバリーのためのワークブック」中央法規出版, 2018年

認知行動療法で「行動」から介入する場合には，自分が楽しいと感じられる行動や，達成感を得られる行動を少しずつ増やしていくことにより，重たい気分を軽くしていくことを試みます。これを「行動活性化」といいます。すべての行動を記録するのは大変ですから，今週は楽しいと感じられる行動を増やすと決めたら，それについてのみ記録するのもいいでしょう。

表5—5は「午前中に達成感の得られる行動を増やす」という目標を設定した場合の活動記録表の例です。一週間も続けてみれば，自分がどんな行動をしたときに達成感を得られるかがわかると思います。表5—5の例のように，早起きをして運動や掃除などをした場合に大きな達成感が得られるのであれば，同じような行動を少しずつ増やしていけばいいのです。人間の一日の活動量はある程度限られていますから，心地よい気分になる活動が増えれば，その分，不快な気分になる活動は減っていきます。

表5—5 活動記録表の記入例

記録する気分：達成感（**0～100**点）

	○月○日 （月）	○月○日 （火）	○月○日 （水）	○月○日 （木）	○月○日 （金）	○月○日 （土）	○月○日 （日）
6：00 〜 7：00						起床 90	起床 90
7：00 〜 8：00		起床 80			起床 70	ジョギング 100	掃除 90
8：00 〜 9：00	起床 0	洗濯 60	起床 0	起床 0			
9：00 〜 10：00	掃除 70		買い物 50	読書 50	料理 40		
10：00 〜 11：00							
11：00 〜 12：00							
12：00 〜 13：00							

「リカバリーのためのワークブック」中央法規出版，2018年

認知行動療法の二大技法

　ここまでに述べたような，認知の変化を促す「認知再構成法」と，行動の変化を促す「行動活性化」が，認知行動療法によってつらい気分を和らげるための二大技法です。まずはこの二つの基本的なスキルを身につけて，日々の心のメンテナンスにお役立てください。

（井上直美）

第6章
当事者主体のサービス

本章の要旨

　精神障害があっても，自分の望む人生を自分らしく主体的に歩むことはできます。そのためには，当事者自身はもちろん，ご家族や支援者（精神科治療プログラムにかかわる専門家）も本人の可能性を信じ，活かしていくことが大切です。

　この章では，当事者主体のサービスとは何かを考えるうえで鍵となる概念をいくつか紹介し，当事者やその家族が充実した地域社会生活を送るためにはどうすればよいのか，それぞれの立場でできることなどを交えながらポイントをまとめます。

はじめに

　あなたが精神科の治療プログラムに取り組んでいるとき，どれくらい自分の意思を周囲の人に伝えることができていますか？　ご家族や支援者は，どれだけ当事者の声に耳を傾けていますか？

　精神疾患を発症すると，それまでできていたことができなくなったり，対人技能や社会機能が低下したり，感情を上手に伝えられなかったり，考え方に歪みが生じたりすることで，自分の思い通りの生活が送れなくなることがあります。また，人間関係で傷ついた経験や失敗体験から，自尊心や自信を失い，他者の評価に敏感になったり，自己不全感に悩まされたり，自分を客観的に評価できなくなることもあります。このような場合には，自分の判断や行動に自信がもてなくなり，他者から非難されることや失敗することを怖れてしまい，自分の意見を述べるのを遠慮してしまうことがあります。

　たとえば，ある場面では，本当は働きたいけれど，主治医に「まずはデイケアから始めよう」と言われれば，「自分には働く資格がないのかな」と思って就労することをあきらめてしまうことがあります。別の場面では，本当は一人暮らしをしたいけれど，支援者に「一人暮らしは難しいね」と言われれば，「自分には能力がないのかな」と自信

36　Ⅰ　実践編

をなくしてあきらめてしまうこともあります。このように，精神障害をもつ当事者は，自分が本当に望むことを声にできず，支援者の提案を受け入れてしまうことが少なくありません。また，家族や支援者は，本人の負担を少しでも減らそうという親切心から，本人抜きで話し合いを進めたり，本人の希望よりも「家族や支援者の安心」を優先して今後の方針を決めたりする場合があります。そうすることが，知らず知らずのうちに当事者の可能性を奪ってしまうことにつながります。しかし，精神障害があるからといって，自分の望む人生や夢をあきらめたり，自分の考えを述べるのを遠慮したり，支援者の意見に従って自分の人生設計を決める必要はありません。

　ここでは，当事者主体のサービスを実施するために，当事者がどのように自分自身の力を信じ，自分の意思を周囲に伝えていくのか，自尊心や自信を回復するにはどうすればよいのか，支援者はどのように当事者の意思を尊重していけばよいのかについて考えます。

当事者の可能性を信じる・活かす

　私たちは本来さまざまな能力をもっています。しかし，精神疾患による症状や障害の影響で，「意欲，感情の反応，社会機能，自己効力感，自尊感情」など，さまざまな機能が低下してしまい，元来もっているはずの能力や可能性が隠れてしまうことがあります。

　近年，精神疾患からの回復や予防を考えるうえで，「レジリエンス（resilience）」という概念が注目されています。レジリエンスとは，「回復力」「抵抗力」「復元力」などの意味で使われることが多く，「創造性，自立性，関係性，ユーモア，楽観主義，倫理観」などの要素があるといわれています。これらの力が自分のなかにあると思えると，

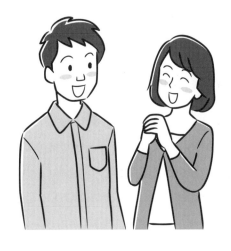

第6章　当事者主体のサービス　37

ストレスになる出来事に対して，柔軟に対処できるようになります。私たちが社会生活を送るうえで，ストレスをなくすことは難しいでしょう。しかし，逆境やストレスを跳ね返す「レジリエンス」を高めることは誰にでもできます。

では，レジリエンスを高めるためには何が必要でしょうか？　それは，当事者自身がもっている「ストレングス（strength）」をより多く見つけることです。ストレングスとは，日本語では「長所・強み」にあたるもので，その人が元来もっている「個人の素質，才能，技能，興味，願望，経験，環境」など，があります。たとえば，「思いやりがある」「料理が得意」「アイドルが好き」「海外旅行に行きたい」「親戚が多い」など，どんなことでもストレングスになります。特に「興味・願望」に関するストレングスは，その人の可能性を見出しやすく，自信を回復することに大きく役立ちます。しかし，当事者や家族は，元気なときと比べてできなくなったことに目が向きやすく，ストレングスに気づくことが困難になる場合があります。そのため支援者は，当事者の多様性を尊重し，より多くのストレングスを見出し，活かせるようにすることが重要です。

また，同じ体験や悩みをもっている仲間を「ピア（peer）」といい，疾病や障害のある人が同じ問題を抱えている人を対等な立場でサポートする「ピアサポート（peer support）」という支援があります。ピアサポートは，「悩んでいるのは自分だけではない」「同じ問題を抱えていても人生を楽しんでいる人がいる」「精神障害があっても人の役に立つことができる」という気づきと希望につながります。これは当事者であるからこそできる支援なのです。このようなサポートをする人を「ピアサポーター」と呼び，障害をもつ当事者の専門家として活躍の場を広げています。

このように，当事者が本来もっている力を取り戻し，その能力を発揮することや伸ばしていくことを「エンパワメント（empowerment）」といいます。当事者はエンパワメントされることで，自己肯定感や自信を取り戻し，自分の希望する人生を自分で決定する勇気がもてるようになるのです。

自分の意思を伝える

精神障害を抱えている人は，治療や今後の方針に関して，自分の気持ちや考えを伝えられずに，支援者や家族の意見に任せてしまうことがあります。では，自分が利用するサービスに関して，自分の意思を伝えるにはどうすればよいでしょうか？

最近では，患者さんと医師は対等なパートナーであり，治療方針などに関して目標を共有し，力を合わせて活動する「共同意思決定（shared decision making：SDM）」

（Ⅱ—第3章参照）が重視されています。これまでは，医師が治療方針を決定し，患者さんや家族はそれに従うことが一般的でした。しかし，SDMでは患者さん自身も積極的に治療に参加し，患者さんと医師が治療のゴールを共有し，それを理解したうえで最適な治療方針を選択します。

　また，精神障害においては，幻聴や妄想に左右された判断をしてしまったり，考えがまとまらずに通常とは異なる判断をしてしまったりなど，精神症状のために一時的に同意能力や判断能力が低下することがあります。そのため，米国では将来自らが判断能力を失った際に自分に行われる医療行為への意向を前もって決めておく「精神科事前指示（psychiatric advance directives：PADs）」（Ⅱ—第10章参照）というシステムがあります。

　これらは医療場面だけではなく，地域生活でさまざまなサービスを利用する際にも同様に考えることができます。当事者と支援者はパートナーとなり，人生の目的や目標，考え方や価値観などを理解するために話し合います。そのうえで，どのような生活を送っていきたいのか，そのためにはどのようなサービスやサポートが必要なのか，などを決めていきます。その際に，当事者は専門的な知識や情報が不足していることもあるため，支援者は専門用語ではなく，当事者にとってわかりやすい言葉で十分な説明と選択肢の提示を行い，お互いが納得のできるサービスを選択します。

　そして，精神症状が安定しているときに，「自分のことが自分だけではできなくなったら，どんなサービスを利用したいか？　サービス利用について一緒に考えてほしい人は誰か？」「入院が必要なときに入院したい病院はどこか？」などを当事者と家族や支援者で確認し合いながら，事前に紙面に残しておくことも大切です。

支援者にできること

　当事者が「何かをしたい」と言ったとき，「やってみよう！」とすぐに応援ができる支援者はどれほどいるでしょうか？　当事者を心配する気持ちから，「まだ早い」「もう少し様子をみてから」「これができてから」などと言ってはいないでしょうか？

　たしかに，精神障害をもつ人はストレスや環境の変化に弱い部分があるため，支援者が慎重になるのは当然です。しかし，それは同時に当事者の可能性を見逃してしまう場合があるということを忘れてはなりません。せっかく「何かをしたい」という思いを声にしたときには，その意思や希望を尊重し，それを実現するために必要なサポートは何かを本人と一緒に検討することが大切です。そして，その希望にチャレンジできる環境

を調整すること，社会参加の機会を提供することも支援者の重要な役割です。

また，支援者には，当事者が抱える生きづらさを理解し，当事者のストレングスを見出し，病気が治ることや症状がなくなることを目指すのではなく，当事者の漠然とした目標をより具体的にすることが求められています。そのうえで，日常生活や社会生活のなかで，本人なりの役割や生きがいをともに探していくことが大切です。そして，ストレングスを活かしながら，本人の能力が最大限発揮できるような支援をすることが，当事者の自己肯定感や自信を育むことの手助けとなり，自分らしいライフスタイルを獲得し，自らが希望する生活を送ることを可能にしていくのです。

充実した社会生活を送るために

精神障害があるからといって，守られた環境や誰かに与えられた役割のなかで生活しているだけでは得られるものは少ないでしょう。人は誰でも社会のなかで自分が好む役割があると頑張ることができます。また，結果がどうであれ，自分で選択したことに対する責任を負うという経験は私たちを成長させてくれます。つまり，自分が望む役割や責任があることで，生きがいを感じることや達成感を得ることができ，社会参加していると実感できるようになるのです。そして，自分が望む生活を送れるようになると，自己効力感や自尊心が高まり，毎日が充実して，いつの間にか症状も和らいでいるということもあるので，症状の改善にこだわらない生活をする勇気も必要です。

精神障害があっても，その人らしい人生の目的や目標，希望をもち，そこに向かって主体的に歩み，社会的な役割や信頼できる人間関係を取得することはできます。そして，症状や機能の回復にこだわらず，地域社会のなかで自分の能力を活かして新しい人生の意味を見つけていくこともできます。精神科リハビリテーションでは，このような

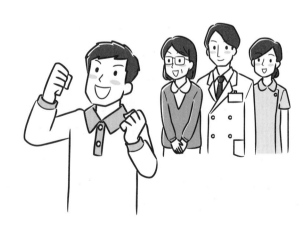

考え方を「リカバリー（recovery)」といいます。

　自分の望むリカバリーへの道を歩むには，自分がどのような生活を送りたいかというイメージをもつことが大切です。しかし，そのイメージを当事者の力だけで実現するのは難しいこともあるため，ともにリカバリーの旅を歩んでくれるパートナーを見つける必要があります。そして，充実した生活を送るためには何が必要か，自分にできることは何か，周囲に手伝ってほしいことは何か，などを具体的に一つひとつ実現していきます。自分のストレングスを信じて活かし，レジリエンスを高め，主体的にリカバリーの道を歩み始めることができれば，充実した社会生活を送れるようになるでしょう。

（山田紗梨・村上雅昭）

第 **7** 章

地域連携のコツ

本章の要旨

近年，児童生徒の抱えるメンタルヘルスの問題は，多様化，深刻化し，医療を必要とするケースも増えてきています。この章では，メンタルヘルスの問題を抱えた児童生徒やその家族が，連絡や相談を試みていただきたい職種や関係機関，また，支援にあたる方にとっての児童生徒や家族へのかかわり方についてまとめています。児童生徒の抱える困難についてのより適切かつ早い解決が可能となるようにお役立てください。

わが国の学校におけるメンタルヘルスを
取り巻く状況

近年，児童生徒の抱えるメンタルヘルス（精神保健）の問題は，社会環境や生活習慣の変化とともに多様化，深刻化しており，医療を必要とするケースも増えてきています。具体的には，いじめ，不登校，性の問題行動，拒食症，うつ状態，感情の爆発，集団への不適応，リストカットなどの自傷行為，発達障害などが教育現場でも問題となっています。そのような状況のなか，問題の対応にあたっては，学校・家庭・医療機関をはじめとする地域の関係機関との連携を含めた，組織的かつ社会全体としての取り組みが必要とされています。

高等学校学習要領（保健科）の改訂により，2022年度より「精神疾患の予防と回復」について，高校1年生の保健体育の教科で教えられることになりました。指導要領の同項目は，「精神疾患の予防と回復には，運動，食事，休養及び睡眠の調和のとれた生活を実践するとともに，心身の不調に気付くことが重要であること。また，疾病の早期発見及び社会的な対策が必要であること」とされています。

42　I　実践編

児童生徒のメンタルヘルスの問題にかかわる職員およびその役割

1 養護教諭

　平成21年の学校保健法（現・学校保健安全法）の一部改正により，保健指導については，養護教諭を中心として関係教職員の協力のもとで実施されるべきことが明確に規定されています。養護教諭の主な役割は，学校内において「いじめや虐待等の早期発見，早期対応における役割」「受診の必要性の有無を判断し医療機関へつなぐ役割」「学校内および地域の医療機関等との連携におけるコーディネーターの役割」とされ，児童生徒の問題の内容により，スクールカウンセラー，関係機関や精神科クリニック，病院のソーシャルワーカーとの連携を活用しつつ問題の解決を図ります。

2 スクールカウンセラー

　スクールカウンセラーは，1995（平成7）年度から文部科学省によって臨床心理に専門的な知識・経験を有する学校外の専門家として，学校への配置が進められています。主な役割としては，児童生徒の個人面接や親からの相談，メンタルヘルスの問題を抱える児童生徒への対応に関する教職員の相談，関係機関との連携の調整等があります。

3 学校医

　学校医は，学校保健安全法第23条，学校教育法第12条に役割が示されています。主な役割としては，子どものメンタルヘルスについて医療的な見地からの支援，学校と地域の医療機関等との連携促進，健康診断等から児童虐待等の早期発見，健康相談や保健指導，学校保健委員会での指導・助言などがあります。

4 保健師

　保健師は，地域において，病気の予防や健康管理・増進などの公衆衛生活動・保健教育を行う中核として活躍しています。保健師のなかでも，学校保健師は大学等で学生と

教職員の心身の健康保持に努めています。また，産業保健師は産業医や衛生管理者などと協力して，企業で働く労働者の健康管理・増進に重要な役割を果たしています。

児童生徒のメンタルヘルスの問題にかかわる主な関係機関

1 教育相談所（教育相談センター）

各自治体の教育委員会が設置する組織です。教育に関する調査研究，教育関係職員の研修，教育に関する資料・情報の収集のほか，教育相談等を担い，問題行動，心身の健康，進路，適性，家庭生活など教育上の諸問題などについて，面接・電話・文書等での相談業務を行っています。

2 子ども（児童）家庭支援センター

地方公共団体が主体となる子どもと家庭の問題に関する総合窓口です。18歳未満の子どもとその家庭を対象に，子どもの自立や成長の支援と促進に関する相談，地域の子育てに関する情報の提供を行っています。

3 児童相談所

児童福祉法第12条に基づいた公的機関であり，すべての都道府県および政令指定都市に最低1か所以上設置され，18歳未満の子どもとその家庭を総合的に支援しています。児童の諸問題につき家庭その他からの相談に応じ，問題の調査・診断から問題の本質等を的確に把握し，総合的な判定により適切な処遇で児童の福祉を図ります。

4 精神保健福祉センター

精神保健に関する知識の普及・調査研究，相談・指導のうち，複雑または困難なものを扱う地域の精神保健福祉分野の技術中枢として，都道府県および指定都市に設置されています。心の健康相談，精神医療に関する相談をはじめ，アルコール・薬物・思春期

44　I　実践編

等の特定相談を含め，精神保健福祉全般の相談を行っています。

5 医療機関（精神科医）

　子どものメンタルヘルスの問題のうち，精神科医への受診が勧められる場合は，環境や対人関係をはじめとするストレスによる心身の不調や不適応（うつ状態，自殺願望，食欲低下，感情の不安定，不眠，不登校，ひきこもりなど），神経発達障害（自閉症スペクトラム障害，注意欠如・多動性障害，特異的学習障害など）や内因性精神病（統合失調症，うつ病，双極性障害など）が疑われる場合などがあります。「診断」により，心の健康問題を抱える子どもに対して疾患や障害の性質や状態に応じた合理的な支援の検討が可能になります。

学校で勧められる取り組み

1 校内組織「メンタルヘルス委員会」の編成

　日本学校保健会では，学校において校内組織「メンタルヘルス委員会」を図7—1のように組織することを提唱しています。関係者間で情報交換を行うことで，児童生徒の多面的・総合的な理解，問題の本質（医学的・心理社会的・環境要因）をとらえていくことが可能となり，学校内の支援活動で解決可能か，医療や関係機関等との連携が必要となるかが見極めやすくなります。

2 困難を抱えている生徒，家族へのかかわり方

❶生徒へのかかわり方

　支援にあたる方が，困難を抱えている生徒と接する際に配慮すべき点があります。

<u>接する際に配慮すべきこと</u>

・生徒は自分の心のなかのことを言葉にして他者に話すという体験がほとんどないため，接するときはわかりやすい言葉や表現での対話を心がけましょう。

・生徒との信頼関係を形成することに最大の配慮をし，笑顔で対応することや答えやすい質問をするよう心がけましょう。

第7章　地域連携のコツ　45

図7-1 メンタルヘルス委員会の組織図

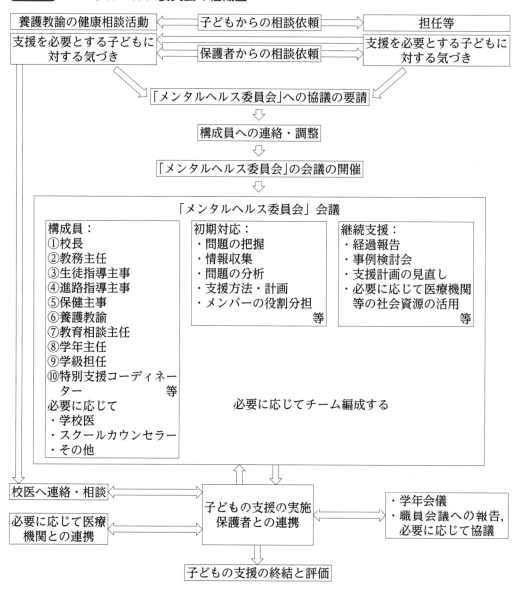

出典 財団法人日本学校保健会：子どものメンタルヘルスの理解とその対応，60，2007．を一部改変

・生徒に決定権を与えるようなかかわり方をするよう心がけましょう。

かかわりの実際

・生徒の表情，態度，話し方をよく観察しましょう（幸せそうか，不幸せであったり涙ぐんでいたり，心配そうであったりするか，季節や天候にふさわしい洋服であるかなど）。

確認すべき内容

・相談の主訴とその経緯（どのような問題で相談に来たか，いつからその問題が生じているかなど）
・学校での生活状況（学校は好きか，学業について，教職員についてどう思うか）
・家庭での生活状況（家族とどんな話をするか，睡眠の問題の有無，食事摂取状況，趣味や関心を抱いているもの，余暇活動の内容など）
・友人関係（友達の人数，遊びの内容など）
・現状への生徒自身の理解について（生じている問題に対しどのようなことがかかわっていると考えているか）
・他者への相談状況（クラスメートや友人，家族，教職員へどの程度相談しているのか）

❷家族へのかかわり方

また，生徒の家族へ生徒の状態を伝える際にも配慮すべき点があります。

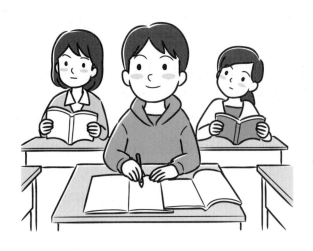

配慮すべきこと

・生徒の状況は，必ずしも家族に伝わっていない場合があり，家族への連絡に際しては生徒本人の理解を得るように努める必要があります。

・説明の際には，わかりやすく，肯定的な表現を心がけましょう。

・希望につながる内容を伝えるように心がけましょう。

かかわりの実際

・家族への連絡が必要と判断される状態は，遅刻・欠席が多い場合，生徒からの訴えや見られる症状に改善がみられないなどの場合があります。

・生徒に対して現在の本人の状態や現状について説明します。そのうえで，家族への連絡の必要性を説明し，本人の理解のもとで連絡します。

・家族からは，家庭での生徒の状況を確認しつつ，生徒の学校での様子を伝え，学校側で行える対応（保健室への登校，スクールカウンセリングの利用など）について説明します。

確認すべき内容

・家庭での様子（過ごし方，睡眠の状態，食事摂取状況など）

・生徒の健康状況（身体疾患の既往歴など）

・これまでの学校生活上のエピソード（登校状況，長期欠席の有無など）

・これまでの家庭生活・生育史上のエピソード（家族構成の変化，転居，転校の有無など）

・生徒の性格や行動の特徴（交友関係の状況など）

・家庭状況（家族構成や家族間の人間関係，両親の職業，家族の経済状況，兄弟の通学する学校，両親の生徒へのかかわり方や子育てについての考え方など）

3 関係機関への相談が必要と判断された場合における生徒および家族への相談の勧め方

　支援にあたる方が関係機関での支援を受ける必要性があると判断していても，特に医療機関や福祉施設（子ども（児童）家庭支援センター，児童相談所など）への受診・相談を勧める場合，生徒本人または家族に問題意識が乏しく困難を生じることがあります。以下，精神科医への受診が必要と判断された場合の受診の勧め方を記載しますが，関係機関への相談を勧める場合は，該当箇所をカッコ内のものに読み替えて必要性を説

明するとよいでしょう。

❶生徒本人に問題意識が乏しい場合

　時に生徒本人が自身の問題に気づいていない，問題意識に乏しい場合があり，現在の本人の状態や現状，勧められる方針についてまず生徒本人に説明する必要が生じる場合があります。

例）

「今の状態では，学校で授業を受け続けるのは負担が大きい」

「いろいろ頑張ってきたけれど，これ以上頑張るのは無理があります。教室に行かなければ，と思っても体がいうことをきかない状態でしょう」

・生徒からの了承が得られ次第，家族に連絡し関係機関への相談の必要性について説明します。

・生徒が「家族に知らせたくない」と述べる場合もありますが，必要性を丁寧に説明し，家族への連絡に努めます。自傷行為の悪化，極端なやせなど生命に危険が及ぶ可能性がある場合，生徒の了承よりも家族への連絡を優先する必要が生じる場合もあります。

・医療機関への受診を勧める際には，家族に心当たりの医療機関の有無を確認し，ない場合は希望に従い学校側から紹介します。その際には，学校医の意見も参考にします。

❷家族に問題意識が乏しい場合

　時に生徒本人同様に，家族が問題に気づいていない，問題意識が乏しい場合があります。精神科医（関係機関）への受診（相談）が必要と判断した理由を本人と家族に丁寧に説明していきます。理解が得られなければほかの教職員とともに説明を行います。

例）

「症状（状態）は悪化しています。私たちは医師（専門家）ではないので，ご本人がこのままで命にかかわらないかどうか（ご本人の抱える困難の解決が可能かどうか）の判断ができません。この後どうしていったらよいかを専門家に診てもらう（判断いただく）必要があります。まずは病院（関係機関）に行って診てもらいましょう（お話を聞いてもらいましょう）。そのほうが安心です。そしてどのような状態かわかったら，そのうえで今後どうしたらよいかを聞きましょう。私たちも一緒に考えるので心配しないでください」

第7章　地域連携のコツ　49

前述のようなかかわりを行ったとしても，精神科医への受診に際しては強い抵抗を示す場合があります。その場合は，学校医，小児科や内科などの身体科医師への受診から精神科医への受診の必要性を判断いただくよう勧めます。

（舩渡川智之）

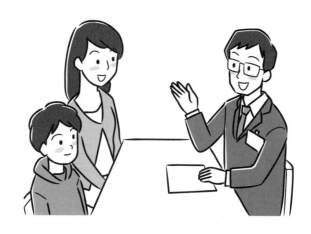

第8章

就労支援

本章の要旨

　この章では「働くこと」について考えていきます。みなさんのなかには「今すぐ働きたい」という方もいれば，「もう少し体調がよくなったら働きたい」「いつかは働きたいがきちんとできるか不安」など，働くことについてさまざまなイメージをもっている方がいるでしょう。人は働くことで達成感や社会とのつながりを得ることができ，メリハリのある生活を送れるようになります。そしてそれは，体調の安定，精神疾患の再発予防にもつながります。地域の資源も活かしながら，働くための一歩を踏み出すために，この章で学んでいきましょう。

働くことの意義

　働くことの意義は何でしょうか？　何のために人は働くのでしょう？　お金を得るためだけではないはずです。自分のやりたいことを達成するため，自分を成長させるため，知識や技術を得るため，家族を養うため，健康維持のため，社会のため，伝統を守るため，プライドを守るためなど，それぞれにさまざまな目的があるでしょう。目的がはっきりせずに，自分でも働く目的を意識せずに働いている場合もあるかもしれません。また同じ人でも，成長したり環境が変わると，働く目的は変わってくるものでしょう。

　勤労は国民の義務であるとともに権利でもあり，かけがえのない喜びでもあります。社会のなかで，「自分は人の役に立っている」と感じることはとても嬉しいことです。

　働くことで達成感や社会とのつながりを得ることができ，メリハリのある生活を送ることができるようになります。それは生きる意欲にもつながります。「平日働いているからこそ，休みの日が楽しみ」とは多くの人が実感することですが，それは精神障害があってもなくても同じです。働くことで自己効力感（「自分にもできる」と感じるこ

第8章　就労支援　　51

と）が高まり，精神疾患の再発予防にもなります。

　障害をもちながら働くことは大変な面もありますが，一歩踏み出して働くことにチャレンジして働き出した人は，働き続けるうちに自信がつき，人として成長してきた自分を感じられます。

　「元気になったら働こう」ではなく，「働くことで元気になろう」という考え方が大切です。不安な面ばかりを考えずに，勇気を出して動き出しましょう。

自分に合った仕事を見つける

　仕事は「自分の強みを活かす」ことが大切です。苦手なことより得意なことのほうがうまくでき，やる気が出ます。そして，意欲をもって取り組むことで，さらに上手にできるようになります。

　自分の強みや長所は何か，よく考えてあげてみましょう。同じ作業を長く繰り返しできる集中力がある，体力がある，朝の早起きが得意，パソコンや数字が得意など，それぞれの長所があるでしょう。自分ではなかなか気づかないこともあるので，周囲の人に聞いてみるのもよい方法です。

●自分の強み（長所）をあげてみましょう
・ ・ ・ ・

　そして，その強みがどんな仕事に活かせるかを考えます。仕事選びは就職活動ではとても重要なことであり，自分についてよく考え，自分を知ることで，自分に合った仕事を探すことができます。

●上であげた強み（長所）がどんな仕事に活かせるか考えてみましょう
・ ・ ・ ・

オープンかクローズドか

　就職する際に勤務先に精神障害をもっていることを「伝える（オープン就労）」か，「伝えない（クローズド就労）」か，よく考える必要があります。

　自分にとってどんな環境が働きやすいのか，障害や病気の程度を考え，職場からの配慮が必要かを検討することが大切です（表8－1）。

1 オープン就労

　自分の障害について勤務先に伝え，状況を理解してもらう働き方です。自分の努力に加え，勤め先からの配慮を得ることで，より働きやすい環境を整えることができます。

　オープン就労には障害者の雇用の促進等に関する法律（障害者雇用促進法）にかかわるものとそうでないものの2種類があります。

2 クローズド就労「一般求人」

　障害をもっていることを勤務先に伝えない働き方です。

表8－1 オープン就労とクローズド就労の特徴

オープン就労		クローズド就労
「障害者求人」（障害者雇用促進法にかかわるもの）	「一般求人」（障害者雇用促進法にかかわらないもの）	「一般求人」
・障害者手帳が必要 ・職種や求人数に偏りがある ・職場の配慮を得て働ける ・通院や服薬がしやすい ・障害者雇用だからこそ入りやすい企業もある ・週20時間以上働ける人が対象	・障害者手帳は必要ない ・職場の配慮を得て働ける ・通院や服薬がしやすい ・週20時間働けなくても，短時間勤務から採用してもらえる場合がある	・仕事の内容が限定されず，求人数が多い ・職場の配慮は得られにくい ・通院や服薬に工夫を要する ・障害について職場の人に知られるのではないかと不安に感じる場合がある ・障害を伝えないことで気楽に感じる人もいる ・自信につながる人もいる

第8章　就労支援　53

就労継続のコツ

就労は，面接に合格して就職することが目標ではなく，就職してから働き続け，安定した就労生活を続けることが目標となります。働きながらの生活は思い通りにいかないことも多く，ストレスがかかるものです。心身ともに疲労が溜まりやすく，体調を大きく崩さないよう，日常の体調管理や早目のストレス対処が大切になります。そして，それぞれの障害の状態に合わせて働きやすい環境を工夫していくことが大切です（表8—2）。

表8—2 就労継続のための工夫の例

時間	・短時間勤務から始め，徐々に勤務時間を延ばしていく ・電車のラッシュアワーを避けて出退勤できる時間帯にする ・勤務先の多忙な時間帯を避けて勤務できるようにする
職場環境	・声や視線，音などが支障となる場合，影響の少ない場所に配置してもらう
人	・仕事上の相談や指示を出す人を統一して混乱を避ける ・障害や症状などすべてを伝えることが必ずしも働きやすさにつながるわけではないので，伝える情報を働くうえで必要な範囲に留める
仕事内容	・行程や内容がわかりやすく目に見えるよう手順書を作成する ・同時進行で複数の作業を行うことが苦手な人は作業を単純化する ・電話応対や接客など臨機応変な対応が必要な作業はサポートしてもらう

実際に仕事を探す・相談する

実際に働きたい気持ちが高まり「仕事を探したい」と思ったとき，まず誰に相談したらよいでしょうか？　主治医，デイケアや外来作業療法などに通っていれば担当スタッフ，地域の担当保健師，相談支援専門員など，自分が話しやすい人に相談してみましょう。

そして，実際にどのような内容で働きたいかを考えます。働きたい仕事内容や時間，オープンかクローズドか，一般求人か障害者求人かなどの整理ができたら，ハローワークや民間の求人情報誌，求人サイトなどで探していきます。

1 働く準備をする

私たちは「働く」ということで，自分の居場所を確保したり，自分の存在意義を見出

54　I　実践編

したり，人生の目標を見つけたりすることができます。就労するということは，単にお金を稼ぐということだけではなく，仲間や恋人ができたり，社会とのつながりができたり，何よりも自分に自信や誇りがもてるようになります。そして，一定の収入を得ることができれば，自分の希望する自立した生活を送ることができるでしょう。精神障害があることで，働く自信を失ってしまった人や働く勇気をもてない人も，さまざまなサービスを利用して，働く準備をしてみましょう。

Q これまでどんな仕事をしたことがありますか？

A

Q これからどんな仕事がしたいですか？　思いつくだけ書き出してみましょう。

A

2 相談できる場所

Q 働きたいと思ったときに相談できる場所には，どんなところがありますか？

A

❶ハローワーク（公共職業安定所）

　「すぐに就職活動を始めたい」「転職したい」と思ったときに相談できる場所です。障害があることを公表し，理解してもらったうえで働く「障害者雇用率制度」を利用した就職を希望する場合には，障害者専門の窓口で相談してみましょう。障害の特性に応じた就職支援や，関係機関と連携した「チーム支援」による就職の準備から職場定着まで一貫した支援を行ってくれます。

　障害者専門窓口を利用する場合は利用登録を行います。登録には精神障害者保健福祉手帳，ハローワーク登録用「主治医意見書」（用紙は窓口でもらえます）が必要です。

❷障害者就業・生活支援センター

　「働きたいけれど何から始めればよいのかわからない」「職場でのさまざまな悩みを相談したい」「仕事のことだけではなく，日常生活に関する相談もしたい」というときに相談できる場所です。専門の職員がその人に合った仕事や働き方などを一緒に考えてくれます。また，その人に適した就労支援の方法や相談窓口を紹介したり，ハローワークに同行したり，就職後はその仕事が長く続けられるように就業面と生活面の両方からサポートしてくれます。

❸地域障害者職業センター

　「就職に向けての自分の課題を知りたい」「自分に合った仕事や働き方を知りたい」というときに相談できる場所で，各都道府県に設置されています。障害者職業カウンセラーが「職業カウンセリング」や「職業評価」を通して，本人の希望や障害の特性など

56　Ⅰ　実践編

を踏まえながら，相談・助言・職業評価・情報提供などを行ってくれます。

3 働くために受けられる支援

Q 働くために受けられる支援には，どんなものがありますか？

A

地域障害者職業センターでは，働くための支援として次のような支援を実施しています。

❶ジョブコーチ支援

職場に適応できるか不安なときや，職場でのコミュニケーションがうまくいかない場合に，専門の職場適応援助者（ジョブコーチ）が一緒に職場に出向き，仕事のコツを教えたり，再発しないような働き方を検討したり，上司や同僚とのコミュニケーションの橋渡しをしたりします。

❷職業準備支援

就職に向けての課題を把握し，その課題の改善や適応力の向上を図るため，さまざまな側面からの訓練をして，職場体験実習などを行い，就職に向かう準備をします。

❸職場復帰支援（リワーク支援）

うつ病などで休職期間が長期化している人や，休職と復職を繰り返している人を対象に，職場復帰に向けて，「生活リズムの立て直し」「職場ストレスへの対処法の獲得」などのプログラムを通して，主治医と連携を取りながら無理なく復職できるように支援します。

第8章 就労支援 57

4 働くための訓練ができる場所

Q 働くための訓練ができる場所には，どんなところがありますか？

A

❶職業訓練（窓口：ハローワーク，障害者職業能力開発校など）

コンピューター技術，加工技術，事務系などの職業訓練を専門のカリキュラムに沿って受講でき，一定程度の技術を身につけることができます。具体的な訓練科目はそれぞれの施設によって異なりますので，興味のもてる科目があるところを探しましょう。

❷職場適応訓練（窓口：ハローワーク）

その企業に就職することを前提に，実際の業務を行い，職場や作業に慣れるための訓練を行います。訓練が終わった後も，継続して雇用してもらえるようにサポートしてもらえるので，希望する企業がある場合には利用してみましょう。

（田中友紀・山田紗梨）

第9章

身体機能のチェック

本章の要旨

精神疾患を患っている方は，身体的な健康も害する可能性があります。

この章では，身体的な健康の保持，増進のために必要なモニタリングや食事摂取量の目安についてまとめています。具体的な方法について学ぶことにより，健康で活発な生活を送れるようにお役立てください。

身体的な健康を害する可能性が高い理由 ―体重増加や脂質代謝異常

精神疾患を患っている方の寿命は，一般的な平均寿命よりもおよそ15～20年程度短いことが知られています。その最大の原因が，心筋梗塞などの心血管系の疾患であり，さらにその心血管系疾患を発症してしまう原因として，体重増加や糖尿病などの脂質代謝異常，喫煙率の高さがあげられています。それではどうして，精神疾患を患った方は，体重増加や脂質代謝異常になりやすいのでしょうか？　そこにはいくつかの理由が指摘されています。

1　抗精神病薬による副作用としての体重増加，脂質代謝異常

まず一つめの理由としては，抗精神病薬による副作用があります。抗精神病薬（薬剤選択によって程度は異なる）は，副作用として体重増加や脂質代謝異常を起こす可能性があり，なかでもオランザピン（ジプレキサ）やクエチアピン（セロクエル），クロザピン（クロザリル）といったお薬は，糖尿病の方には時に生命の危険を伴うような症状を増悪させてしまう可能性があることから，禁忌（処方してはいけない）となっていま

第9章　身体機能のチェック　59

す。日本精神神経学会では，表9－1のように抗精神病薬の投与中に定期的に採血検査や体重測定などの身体的な検査をすることを推奨しています。そうすることで，決して体重増加や脂質代謝異常を防げるわけではありませんが，早めに身体的な変化を把握し，より適切な対応が可能となります。

表9-1 投与開始前および治療中の血糖値・HbA1c測定結果とその対応

	正常型 （プロトコールA）	境界型 （プロトコールB）	糖尿病・糖尿病を強く疑う （プロトコールC）
空腹時血糖値	110mg/dL 未満	110 ～ 125mg/dL	126mg/dL 以上
随時血糖値	140mg/dL 未満	140 ～ 179mg/dL	180mg/dL 以上
HbA1c	6.0%(NGSP) 未満 [5.6%(JDS)] 未満	6.0 ～ 6.4%(NGSP) 未満 [5.6 ～ 6.0%(JDS)] 未満	6.5%(NGSP) 以上 [6.1%(JDS) 以上

プロトコールA 投与開始前および「正常型」でのモニタリング法

	投与前	2週後	4週後	8週後	12週後	6か月毎 （リスクファクターありの場合は3か月毎）
糖尿病の存在 もしくは既往歴	○					
糖尿病の家族歴	○					
糖尿病危険因子	○					
体重	○	○	○	○	○	○
空腹時血糖	○	○			○	(○)
HbA1c	○				○	○
臨床症状*	○	○	○	○	○	○
血圧	○	○			○	○
空腹時血清脂質	○	○			○	○

＊臨床症状として口渇，多飲，多尿，頻尿，過食，ソフトドリンク摂取について確認

プロトコールBおよびC（ただしCの場合は，糖尿病内科に服薬継続の可否について相談していく）

	投与前	2週後	4週後	8週後	12週後	12週以降
体重	○	○	○	○	○	受診毎
空腹時血糖	○	○	○	○	○	4週毎
HbA1c	○				○	4週毎
臨床症状*	○	○	○	○	○	受診毎
血圧	○	○			○	3か月毎
空腹時血清脂質	○				○	3か月毎

＊臨床症状として口渇，多飲，多尿，頻尿，過食，ソフトドリンク摂取について確認

出典　三浦智史他：向精神薬の副作用モニタリング・対応マニュアル——日本精神神経学会薬事委員会タスクフォース報告，精神神経学雑誌，116（9），735-745，2014. を一部改変

60　I　実践編

また，体重増加は，身体合併症との関連だけでなく，時に患者さんにとっては，容姿への嫌悪感から服薬アドヒアランス不良の原因となり，服薬を中断してしまうことで精神症状の再燃や悪化につながることからも，回避していくべき副作用といえます。

2　体重増加や脂質代謝異常を起こしやすいライフスタイル

　体重増加や脂質代謝異常を起こしやすい二つ目の理由として，精神疾患を患っている方にしばしばみられる特徴的なライフスタイルがあげられます。健康的な食生活を意識せずに，偏った食事や間食を過剰に摂取すること，栄養価の高い食事ばかりを摂取すること，さらには喫煙や運動不足などは，体重増加や脂質代謝異常だけでなく，さまざまな健康を害する要因となります。

　食事摂取量の目安として，ボディマスインデックス（body mass index：BMI）という指標があります。これは自身の身長と体重を測定することで，簡単に計算することが可能です。現在の体重を身長（メートル換算）の2乗で割るだけです。たとえば，身長160cmで体重60kgだとすると60/1.6×1.6でこの場合のBMIは23.4となります。

$$BMI＝体重（kg）÷（身長（m））^2$$

　BMIは「22」が最も代謝系の疾患などになりがたい体重であり，18歳〜49歳の場合の目安は18.5〜24.9と考えられています。

　一日の目安となる食事摂取量は，まずはこのBMI22のときの体重と基礎代謝基準値から基礎代謝量（一日横になっていても，生命維持に必要な最小限のエネルギー量）を求めます。基礎代謝量の基準値は表9−2の通りです。

表9−2　基礎代謝量の基準値

年齢	男	女
18〜29歳	24.0	22.1
30〜49歳	22.3	21.7

出典　厚生労働省：「日本人の食事摂取基準（2015年度版）策定検討会」報告書より一部改変

　先ほどの身長が160cmの場合であれば，BMI22のときの体重が1.6×1.6×22＝56.32（kg）で，約56kgとして，さらに一日の基礎代謝量が20代の男性とすると56×24＝1344kcalとなります。

　次に，身体活動レベルにより，1日推定エネルギー必要量を計算します。推定エネル

ギー必要量は，身体活動レベルによって異なります。身体活動レベルの基準値は表9—3の通りです。

表9—3 身体活動レベルの基準値

身体活動レベル	18～69歳	
低い（Ⅰ）	1.50	生活の大部分が座位で，静的な活動が中心
ふつう（Ⅱ）	1.75	座位中心の仕事だが，職場内の移動や立位作業・接客等，あるいは通勤・買物・家事・軽いスポーツ等のいずれかを含む
高い（Ⅲ）	2.00	移動や立位の多い仕事への従事者。あるいはスポーツなど余暇における活発な運動習慣

出典 厚生労働省：「日本人の食事摂取基準（2015年度版）策定検討会」報告書より一部改変

身体活動レベルが「ふつう」の場合は，先ほどの基礎代謝量1344kcalに1.75をかけます。

例）1日推定エネルギー必要量＝1344×1.75＝2352kcal

このエネルギー量が1日の食事摂取量の目安となります。これはあくまでも標準的な目安であり，妊娠や身体的合併症などの特別な配慮が必要となる場合もありますので，その場合は，担当医ともよく相談してください。

健康的で活発な生活
（healthy active lives：HeAL）宣言

これまでの精神科治療は，精神疾患を患っている患者さんの精神症状の改善に重きが置かれ，このような身体疾患に対する継続的なモニタリングや支援が決して十分であったとはいえない状況でした。しかし，たとえ精神症状が改善してもその方の身体状態が悪ければ，決して「健康」とはいえません。国際早期精神病学会では，2010年からInternational physical health in youth stream (iphyYs) というワーキンググループが立ち上げられ，精神疾患を患っている若者の治療目標が身体的健康も含めたものにすることを目的に「健康的で活発な生活（healthy active lives：HeAL）宣言」のもと，支援活動が展開されています。

具体的には，初診のときから，食事・運動・禁煙に焦点をあてた治療や肥満・心血管疾患・糖尿病のリスクを評価・モニターし，必要に応じて，積極的に内科医にも診察を

62　Ⅰ　実践編

依頼することを推奨しています。精神疾患を患っている若者の健康格差を解消するために，啓発活動のためのリーフレットが作成され，身体的健康改善のための実践プログラムの構築や研究が行われています。

（辻野尚久）

第10章

薬物療法の進歩

本章の要旨

　抗精神病薬はクロルプロマジンの登場以来，60数年が経過しましたが，その薬理特性による問題として，錐体外路症状をはじめとした多くの副作用が生じ，服薬の継続が困難となってしまうことがありました。今後も抗精神病薬の開発において，陽性症状，陰性症状，認知機能障害等の改善を目的とすることと同時に，副作用のより少ない薬剤の開発が望まれています。本章では，定型抗精神病薬における問題点を改善し，より効果的で副作用が少なく，服薬の継続がしやすい抗精神病薬として登場した非定型抗精神病薬の特徴について解説します。

非定型抗精神病薬の登場

　非定型抗精神病薬の登場により，統合失調症に対する薬物療法の考え方は，多剤併用大量処方による精神症状の完全な改善や鎮静ではなく，患者さん自身が精神症状と上手に向き合い，社会生活を継続することに重点が置かれるようになってきています。非定型抗精神病薬による薬物療法は，統合失調症の治療を，入院治療から外来，地域での治療に変換することを可能にしました。

　現在，国内では非定型抗精神病薬として，リスペリドン（リスパダール），オランザピン（ジプレキサ），クエチアピンフマル酸塩（セロクエル），ペロスピロン塩酸塩水和物（ルーラン），アリピプラゾール（エビリファイ），ブロナンセリン（ロナセン），パリペリドン（インヴェガ），クロザピン（クロザリル），アセナピンマレイン酸塩（シクレスト），ブレクスピプラゾール（レキサルティ）が使用可能となっています。さらに，現在開発中であり，今後使用可能となる予定の薬剤として，ルラシドン，ジプラシドンなどがあり，その効果が期待されています。以下では，非定型抗精神病薬の特徴等について解説しますが，従来型の抗精神病薬が使われることもあります（表10—1）。

64　Ⅰ　実践編

表10-1 主に使用されている抗精神病薬一覧

分類	一般名	商品名
非定型抗精神病薬	リスペリドン	リスパダール
	パリペリドン	インヴェガ
	ペロスピロン塩酸塩水和物	ルーラン
	ブロナンセリン	ロナセン
	オランザピン	ジプレキサ
	クエチアピンフマル酸塩	セロクエル
	クロザピン	クロザリル
	アセナピンマレイン酸塩	シクレスト
	アリピプラゾール	エビリファイ
	ブレクスピプラゾール*	レキサルティ
（持効性注射剤）	リスペリドン	リスパダールコンスタ
	パリペリドンパルミチン酸エステル	ゼプリオン
	アリピプラゾール水和物持続性注射剤	エビリファイ持続性水懸筋注
従来型抗精神病薬	クロルプロマジン塩酸塩	ウインタミン，コントミン
	レボメプロマジン	ヒルナミン，レボトミン
	ハロペリドール	セレネース
	スルピリド	ドグマチール
（持効性注射剤）	ハロペリドールデカン酸エステル	ハロマンス，ネオペリドール
	フルフェナジン	フルデカシン

※お薬の強さは種類によって異なります。たとえば，リスペリドン1mgとオランザピン2.5mgとは，症状を抑える強さがおよそ同等です。

＊ブレクスピプラゾール（レキサルティ）は，国内では2018年4月18日に発売されました。

1 リスペリドン（錠剤，OD錠，細粒，液剤，持効性筋肉内注射製剤）

　国内での効能効果は統合失調症，自閉スペクトラム症ですが，英国では双極性障害における中程度～重度の躁状態の治療，中等度～重度のアルツハイマー型認知症患者さんの持続的攻撃の短期治療，5歳以上の小児および青年の行動障害における持続的攻撃の短期対処療法の適応があり，米国では双極性障害の躁状態，自閉症に伴う興奮に適応があります。持効性筋肉内注射製剤（リスパダールコンスタ）は，直ちに薬物を体外に排除する方法がないため，投与する場合は，あらかじめその必要性について十分に検討

第10章　薬物療法の進歩　65

し，副作用の予防，副作用発現時の処置，過量投与等について留意する必要があります。また，過去にリスペリドンでの治療経験がない場合には，まず経口リスペリドン製剤を投与し，忍容性があることを確認した後に投与します。

2 オランザピン（錠剤，ザイディス錠，細粒，筋肉内注射製剤）

国内での効能効果は統合失調症のみでしたが，現在，双極性障害における躁症状およびうつ症状の改善に対しての適応が追加されています。英国では中〜重度の躁病エピソードに，米国では双極性I型障害における混合性及び躁病エピソードにも適応があります。高血糖が現れ，糖尿病性ケトアシドーシス，糖尿病性昏睡から死亡に至るなどの致命的な経過をたどることがありますので，血糖値の測定や口渇，多飲，多尿，頻尿等の観察を十分に行う必要があり，糖尿病，糖尿病の既往歴のある患者さんには使用禁忌となっています。

なお，喫煙は肝薬物代謝酵素（CYP1A2）を誘導するため，オランザピンの排泄を増加させ，血漿中濃度が低下することがあります。性差，喫煙，年齢，人種差等の背景因子の影響を検討した報告では，女性，非喫煙者，および高齢者でオランザピンの排泄が低下することが確認されています。

3 クエチアピンフマル酸塩（錠剤，徐放錠，細粒）

世界各国において統合失調症の治療に使用されていますが，うつ病・双極性障害の増強療法にも使用される頻度が高くなっています。国内では，徐放錠に双極性障害におけるうつ症状の改善の適応があります。心・血管疾患，脳血管障害，低血圧またはそれらの疑いのある患者さんでは，投与初期に一過性の血圧降下が現れることがあるため注意が必要です。オランザピンと同様に，糖尿病，糖尿病の既往歴のある患者さんには使用禁忌となっています。

4 ペロスピロン塩酸塩水和物（錠剤）

国産の抗精神病薬であり，適応症は統合失調症のみです。リスペリドンと類似した薬剤ですが，高プロラクチン血症が起きにくいといわれており，抗不安作用ももつといわれています。

66　I　実践編

5 アリピプラゾール（錠剤，OD錠，散剤，液剤，持効性筋肉内注射製剤）

　現在使用できる抗精神病薬のうち，唯一ドパミン受容体の刺激作用をもっており，ドパミン・パーシャル・アゴニスト（dopamine partial agonist：DPA），ドパミン・システム・スタビライザー（dopamine system stabilizer：DSS）などと呼ばれます。適応症は統合失調症のほかに，双極性障害における躁症状の改善，抗うつ薬との併用によるうつ病，うつ状態の改善があります。女性に投与する際には，プロラクチン低下に伴う生理の再開により貧血など生じることがあり注意が必要です。

6 ブロナンセリン（錠剤，散剤）

　ブロナンセリンは，国内での承認時の臨床試験でリスペリドンとの比較試験を行った唯一の薬剤であり，ドパミン・セロトニン・アンタゴニスト（dopamine serotonin antagonist：DSA）と呼ばれることもあります。適応症は統合失調症のみとなっています。ブロナンセリンの吸収は食事の影響を受けやすく，有効性および安全性は食後投与により確認されているため，食後に服用するようにします。また，グレープフルーツジュース摂取時（併用投与時）に血漿中濃度が増加することにも注意が必要です。

7 クロザピン（錠剤）

　本邦で承認されている効能効果は治療抵抗性統合失調症です。クロザピンの投与は，統合失調症の診断，治療に精通し，無顆粒球症，心筋炎，糖尿病性ケトアシドーシス，糖尿病性昏睡等の重篤な副作用に十分に対応でき，かつ，クロザリル患者モニタリングサービス（clozaril patient monitoring service：CPMS，医療機関，医療従事者および患者を登録し，血液検査の確実な実施と処方の判断を支援するサービス）に登録された医師・薬剤師のいる登録医療機関・薬局において，登録患者さんに対して，血液検査等のCPMSに定められた基準がすべて満たされた場合にのみ行います。また，基準を満たしていない場合には直ちに投与を中止し，適切な処置を講じる必要があります。

　なお，喫煙の影響を検討することを目的とした臨床薬理試験は実施されていませんが，クロザピンの代謝に肝臓中CYP１Ａ２が関与していること，またこの分子種は喫煙により誘導されることから，クロザピンの薬物動態は喫煙により影響されると考えられます。

第10章　薬物療法の進歩　67

重大な副作用として，無顆粒球症，白血球減少症（いずれも５％未満）「警告」，好中球減少症（５％以上）心筋炎，心筋症（いずれも頻度不明），心膜炎（５％未満）「警告」，心嚢液貯留（５％以上），高血糖（５％以上），糖尿病性ケトアシドーシス，糖尿病性昏睡（いずれも頻度不明）「警告，原則禁忌」などに注意が必要ですが，国内臨床試験において安全性解析の対象となった77例中，臨床検査値異常を含む副作用が76例（98.7％）に認められました。

8 パリペリドン（錠剤，持効性筋肉内注射製剤）

パリペリドンは，リスペリドンの主活性代謝物パリペリドン（9-ヒドロキシリスペリドン）を有効成分とし，リスペリドンと同様な効果が期待できます。パリペリドン徐放錠はパリペリドンの半減期が約20〜23時間と長いことに加えて，米国ALZA社の浸透圧を利用した放出制御システム（osmotic controlled release oral delivery system：OROS）により24時間にわたってパリペリドンを放出し，血漿中薬物濃度を安定させることで，１日１回投与による統合失調症治療を可能にした放出制御型徐放錠です。

本剤は徐放性製剤であるため，噛んだり，割ったり，砕いたり，溶解したりしないよう患者さんに説明します。また，開封後は時間を置かずに必ず飲み物と一緒に服用するよう説明します。本剤の外皮は内部の不溶性の成分と一緒に糞便中に排泄されますが，正常なことであり，心配する必要はないことを説明します。

9 アセナピンマレイン酸塩（舌下錠）

日本初の舌下錠による統合失調症治療薬です。口から飲み込むのではなく，舌の下に錠剤を入れることで有効成分を素早く吸収させます。唾液によって数秒で錠剤が崩壊するため，完全に溶解するまで待つ必要があります。舌下錠のため，水なしで服用できますが，舌下の粘膜から吸収させる薬なので，服用後５〜10分間は飲水・飲食をしないように注意する必要があります。通常の錠剤との大きな違いは，舌下錠は口腔内から血管に直接入り脳に作用することです。肝臓を通らないため効果が早く，効率よく作用します。

薬物療法の実際

薬物療法は次のような流れで行われます。

①クロザピンを除いた非定型抗精神病薬が第一選択薬となります。

②抗精神病薬は，原則として単剤で治療を開始し，2～4週間をかけて効果を評価します。効果がみられない場合には，他の抗精神病薬に変更しますが，抗精神病薬の併用は，数種類の抗精神病薬を単剤で使用しても十分な効果が得られない場合にのみ行います（治療抵抗性）。

③治療抵抗性の統合失調症の薬物治療ではクロザピンの使用を検討します。クロザピンの使用に際しては，CMPSのプロトコールに従って使用を行います。

④非定型抗精神病薬にはさまざまな剤型が用意されている薬剤もあり，OD錠，ザイディス錠，内用液剤，持続性注射剤，筋肉内注射製剤などがあります。統合失調症の薬物治療では服薬の継続が再発を抑制する最も重要な因子であるため，アドヒアランスの向上を図る必要があり，剤型の選択について，患者さんの希望を取り入れることも重要です。また，抗精神病薬の選択については，患者さんの症状に応じた検討が必要ですが，幻覚や妄想の改善のみを目指すのではなく，過鎮静を避け，認知機能障害の改善を図ることが重要であると考えられています。

非定型抗精神病薬の登場と 薬剤師に期待される役割

国内における統合失調症の薬物治療の問題点として，抗精神病薬の多剤併用大量処方があります。薬剤師には，統合失調症の薬物治療の適正化のため，患者のアドヒアランスを向上させる飲み心地のよい薬物治療の提案が求められます。

したがって，薬剤師の役割として，薬物治療を安全に維持するために効果・副作用・相互作用などのモニターを行い，適切な患者情報に基づき，医師やその他の医療スタッフと協力し，治療を維持する（薬物治療の維持）こと，さらに，医師が処方を行う際に薬理学的，薬学的管理の側面から処方設計を支援する（処方支援）ことが求められます。

（吉尾隆）

II

教材編

第 **1** 章

不安への対処方法

本章の要旨

　恐怖が対象のある恐れの感情であるのに対して，不安は対象のない恐れを指します。不安にはしばしば，胸内苦悶感，呼吸困難，動悸，冷感，震え，めまい，頭痛などの不快な自律神経症状を伴います。不安はどんな人にでも生じるものですが，通常はその原因が了解可能で，その強さも一定程度におさまります。これに対して「病的」な不安とは，その原因にふさわしくないほどの強さで生じたり，原因が取り除かれても長く持続したりするものを指します。不安には心理的な原因だけでなく，脳内の生物的な原因もかかわることが知られています。不安は生物の生存に不可欠な反応でもありますが，それで日常生活が妨げられないように，上手に対処することも大切です。そのような技能を習得することが本章の目的です。

不安と恐怖

　不安や恐怖は，危険な状況に対する正常な心の反応です。私たちの体が危機に直面したときには，自分自身を守ったり，危険な状況から逃れたりすることができるように，一連の自律神経の変化が起こります。心臓がいつもよりも速く拍動し，緊張したり，呼吸が速くなったりします。また，汗をかいたり，口が渇いたりするかもしれません。意識はより清明になり，注意深くなります。

1 急激に生じる不安（不安発作）を引き起こす一般的な状況はどのようなものか？

　以下に，不安発作を引き起こす一般的な状況をまとめます。多くのケースにおいて，ある状況や考えが恐怖やパニックの爆発的な発作を引き起こすということがみられます。一度発作が起こると，その感覚は非常に恐ろしいので，できる限り素早くその状況

から逃れたく思い，それが再び起こり得るいかなる機会も避けたいと思うようになります。体と心の反応は，私たちに心臓発作による死や，制御を失ってどうにかなってしまうのではないかということを懸念させたりします。どちらも実際には決して起こりえないのですが。ほとんどのケースで，不安は短期間のうちに徐々に消えていきます。

❶不快な状況

いくつかの不快な状況や物事が，ある人々にとって最高潮の恐怖を引き起こし得ることが知られています。閉鎖空間，混雑，高所，飛行機搭乗，注射や血液，蜘蛛，攻撃的な動物や虫，汚い手や台所などは，多くの人たちが不快に感じます。

❷苦痛の記憶

過去に非常に驚いた出来事を思い出させる状況で不安発作を生じる人もいます。

❸奇妙な体性感覚

不整脈や軽度の頭重感のような，体のあらゆる小さな変化に気づく人もいるかもしれません。このような変化は，心臓発作やその他の重篤な病気に罹っているのではないかという心配を引き起こすことがあります。医師がそうした人たちにいくら重篤な異常は何もないと言っても，本人たちは安心しないかもしれません。

2 不安発作の正体とは？

重篤な不安発作は「パニック発作」と呼ばれています。その主な特徴としては，❶通常でない体の感覚，❷恐怖心，があげられています。

❶通常でない体の感覚

ふらつき，めまい，錯乱，無呼吸，胸部の締めつけや痛み，眼のかすみ，事実でないことを考える，心臓の頻拍，鈍いもしくはチクチクした感覚，手足の冷え，発汗，筋肉の緊張，頭痛，筋肉の引きつりなどを経験するかもしれません。

不快な感覚のほとんどは過呼吸の結果です。過呼吸が起こると，たとえ私たちがさらに呼吸をしても，酸素はほとんど体内に広まりません。必要以上に素早く深く呼吸するときはいつでも，私たちの体は科学的に不調となり，これらの不快な感覚に至ります。

第1章　不安への対処方法　73

❷恐怖心

パニック発作を経験している間，恐怖心がより悪い感覚を生じさせます。パニック発作の間に人々がもつ共通の考えは，「どうにかなってしまうのではないか」「自制心を失うだろう」「自分でもびっくりするようなことをしでかすだろう」，または「心臓発作のために，死ぬだろう」といったものです。

どうにかなってしまう！

パニック発作は非常に恐ろしい経験であり，そして不快な考えは，自制心を失っていることを私たちに確信させます。全成人の20％もの人が，パニック発作を経験しているということを知ることは救いになるかもしれません。ほとんどの人々が非常におびえさせられますが，その感覚は必ず通り過ぎるもので，私たちに永久的な危害を及ぼすものではありません。

自制心を失ってしまう！

もう一つの共通の恐怖は，私たちが自制心を失い，絶叫や虚脱により困惑してしまうかもしれないというものです。そんなときには，過去に恐怖に対処した方法を思い出すことが重要です。たとえ私たちが自制心を失っていると感じても，これまで私たちはたぶんコントロールされた方法で振る舞っていたことでしょう。単に素早くその状況から離れたり，もしくは，めまいや恐怖を感じ始めたときは着座するなど，まずはいったん様子をみるように努めましょう。

心臓発作が起こる！

私たちが恐怖を感じたときに，もしあわせて胸痛を経験したとしたら，それは過呼吸のため胸の筋肉が緊張し，痛みが生じたためです。多くの人々は胸部の緊張を経験しますが，通常それは通り過ぎるものです。

不安への対処方法

1 不安になる状況を避ける

❶まず避けることを学ぶ

不安への対処方法として，まず，非常に苦痛な状況や物事を避けることを学びましょ

う。これは，私たちがパニックを起こした状況や，パニックを引き起こすかもしれないと考える場所や物事をすべて含みます。

Q あなたはどんな状況や考えを避けようと試みますか？

A

---

❷避けるだけでは解決しない

　不安発作を引き起こすこれらの状況を避けることは，少なくともある期間は，発作を防ぐことでしょう。しかし長期的には，避けるべき状況がどんどん増え，その結果私たちの生活は制限されていくことに気づきます。私たちを不安にさせる物事を避けるために，生活スタイル全体を変える必要に迫られるかもしれません。生活の質を下げることもしばしば必要となります。その結果，不安に対処する努力は，不安それ自体よりもより大きな障害になるかもしれません。

「逃避による対処は，私たちの生活スタイルも低下させるかもしれません」

2 不安記録シート

Q 不安徴候に対処するために，あなたはどんな戦略を使ったことがありますか？

A

❶問題分析：不安を感じたときに記録をつける

　不安に対処するために私たちがまずするべきことの一つに，不安感の誘因をより明らかにすることがあります。そこで，不安記録をつけるようにしましょう。この記録は，いつ不安を感じ，どんな状況が不安感につながり得るのかを，正確に示すでしょう。記録をつけると，私たちがこれらの不安感にどのように対処したかを知ることができます。93ページにある「不安記録シート」を活用すると，まとめやすくなると思います。

❷不安記録シートに書き込む練習

　起床してからいつでも，シートに書き込むことで記録を開始することができます。記録することで，私たちはいかなる混乱も分類することができるようになります。

❸不安記録の再検討

　記録にはぜひ目を通しましょう。そして，不安問題についてさらに気づき，学び，対処の助けとなる他の方法も見つけましょう。

不安対処法の実際—不安記録シートの活用

　ここでは，書き込まれた不安記録シートを用いて，どのように不安に対処していくかをみていきます。

1 　神経系の敏感性を軽減させる

❶毎日の不安記録シートの再検討

　まず，不安記録シートに記載した内容について再検討しましょう。みなさんが毎日，不安記録シートを書き込み続けようと努めてくれたら大変嬉しく思います。今私たちの手元にあるこの記録シートで，不安を改善させたり悪化させたりする物事だけでなく，私たちの不安のパターンをより明らかに知ることができるのです。

> **Q** 記録シートへの記入を通じて，不安について気づいたことはありますか？

> **A**
>
> ....
>
> ....
>
> ....

❷不安障害の治療戦略

不安障害の治療として，表1—1のような戦略をもって進めることが必要です。

表1—1 不安障害の治療戦略

1．はじめに，神経系を過敏にしているかもしれない体の異常を正すことを試みます。体の筋肉を弛緩させたり，自然に呼吸する方法を見つけることを含みます。
2．もし恐怖心があるならば，より現実的な方法を試みます。
3．もし特異的な状況が私たちの恐怖反応を引き起こすのなら，恐怖反応が起こらなくなるようにこれらの状況に慣れることを試みます。
4．もし心配やストレスが私たちを不安にするならば，それらを減らすことで問題を解決する方法に目を向けます。

❸神経系の敏感性を軽減させることと不安の身体的感覚をコントロールすること

身体的問題の治療

しばしば，身体的問題やその治療薬が私たちの神経系を過敏にします。これらが正常かを確かめるために，医師の徹底的なチェックを受けることが重要です。

刺激物の摂取を減らす

コーヒーや紅茶，一部の炭酸飲料などの飲み物からの微量なカフェイン摂取は，累積すると過剰量となり，不安発作をより頻繁にすることがあります。

筋肉弛緩法

一日に2度の筋肉弛緩法の練習は，全般的な緊張を緩和するのに役立ち，パニック発

作や不安のリスクを減らします。定期的に筋肉弛緩法を行うことは，全身疲労感や気力低下だけでなく，頭痛，背部痛，関節痛，胸痛をも起こしうる筋肉の緊張を和らげます。以下に，いろいろな筋肉を徐々に緊張させ，それから弛緩させる簡単な方法を掲げます。

筋肉弛緩法の進め方

1．気分を楽にして，座るか横になってください。きつい衣類はゆるめてください。両目を閉じてゆっくり呼吸してください。

2．足から，筋肉の緊張―弛緩運動を始めましょう。順番にそれぞれの筋肉を徐々に緊張させ，5まで数えてください。それから緊張を<u>ゆっくり</u>ゆるめましょう。次の部位に進む前に繰り返し練習しましょう。

　　足：あなたの足と爪先を上げてください

　　ふくらはぎ：あなたの足と爪先を下ろしてください

　　大腿：あなたの脚を真っ直ぐ伸ばし床に下ろしてください

　　腹：腹式呼吸をしましょう

　　胸／背：深い呼吸をし，それを止め，そして胸を広げるようにしましょう

　　肩：あなたの肩を前方に，それから後方に押しましょう

　　首：あなたのあご先を胸に押し付けましょう

　　顔：歯を食いしばり，そして大袈裟に笑うように口を広げましょう

　　眼：目をきつくつぶりましょう

　　前額：眉をひそめ，額にしわを寄せましょう

　　上腕：拳を握って肩に近づけましょう

　　前腕：手首を曲げましょう

　　手：拳をきつく握り，それから別々に指を開きましょう

3．一度この方法ですべてのグループの筋肉を弛緩させたら，体がどのように感じるかに注意を払ってください。そして，まだ緊張している部位を探してください。筋肉が完全に弛緩するまで，その部位の緊張―弛緩運動を繰り返してください。

4．今，あなたの筋肉は完全に弛緩しています。ゆっくり浅く息を吸い，それからは，吸うときに3数え，吐くときに3数えてください。数を数える代わりに，「リラックス」という言葉とともに吐き出すのもよいでしょう。

5．すべての過程は通常20分かかります。その後で伸びをして目を開き，ゆっくり起きましょう。

Q あなたは筋肉弛緩法を試みたことがありますか？　この方法を学ぶことが手助けになると思いますか？

A

....

....

....

練習：
　さあ筋肉弛緩法の練習をしましょう。はじめに気分を楽にして座って，筋肉弛緩法プログラムを使って練習しましょう。

フィードバック：
　筋肉弛緩法を実行することでどのような利点があるかを述べてください。それを試みるのに，何か問題点がありますか？

憶えておいてください：
　筋肉弛緩法は練習を重ねて獲得し得る手技です。1，2週間の練習のみで十分に効果が見られることは稀です。親しい友人や家族からの日々の励ましだけでなく，熟達した指導者による適切な指導が手技を学ぶ初期の段階で重要です。

呼吸をゆっくり整える

　ほとんどの人々は，不安なとき，特にパニック発作に進展したとき，非常に速く，そして深く呼吸します。呼吸の速さをコントロールするのを学ぶことは，パニック発作や不安に伴う感覚を軽減するのにも役立ちます。

　非常に深く呼吸する癖のある人がいます。これは神経系を長時間過敏にします。呼吸をコントロールする方法を学ぶことは，不安を感じ始めたときの助けだけでなく，私たちの神経系の過敏さを軽減する助けにもなります。

第1章　不安への対処方法　79

Q 緊張していたり不安なとき，より速く，より深く呼吸することにあなたは気づいていましたか？

A

もしあなたが過呼吸する傾向があるなら，ここに簡単な対処法があります。パニックや不安の初期症状のときだけでなく，少なくとも毎日２回は実行してください。

呼吸コントロール法

１．あなたが過呼吸の初期症状（ふらつき，無呼吸，心悸亢進，手足の冷感）を自覚したときには，そのときに行っていることを中止し，そして座るか何かに寄りかかるようにしてください。運転中なら，道の片側に寄せ，安全な場所に駐車しましょう。

２．深呼吸をしないで５秒間呼吸を止めてください。５までゆっくり数えましょう。

３．５まで数えたら，息を吐き，落ち着いて「リラックス」と唱えてください。

４．６秒周期でなめらかに息を吸い，吐いてください。約３秒で息を吸い，約３秒で息を吐きましょう。１分間に約10回の速度の呼吸となるでしょう。あなたが息を吐くたびに，「リラックス」と唱えてください。

５．少なくとも５分間，もしくは過呼吸の症状がすべて消えてしまうまで，この方法で呼吸を続けてください。

実行：
　呼吸コントロール法を実行してみましょう。30秒間大袈裟に呼吸することから始めましょう。そして，何かしら不安時の感覚を感じ始めたらすぐに，呼吸コントロール法のステップ１から５に従い実行してみましょう。

不安に対する薬物療法

　私たちの神経の敏感さを軽減する簡単な方法は，精神安定薬を服用することです。不

80　Ⅱ　教材編

安が一日中続き，筋肉弛緩法を実行したり，他の自助方法を使用したりしても不安が軽減しない場合，助けになる薬剤が数種類あります。薬剤のいくつかは，私たちの神経系の敏感さを軽減するのに大変よく効きます。

　薬剤はまれに不安発作を軽減しないばかりか，常時鎮静状態にさせてしまい，興奮，幸福感，非常時の反応，整然とした問題解決などの感覚や能力を低下させることがあります。しかし，不安がコントロール困難であったり，絶え間なくパニック状態にあるような症状が重篤なときには有用でしょう。選択的セロトニン再取り込み阻害薬などの新しいタイプの抗うつ薬やベンゾジアゼピン系抗不安薬が用いられますが，効果や副作用，それに伴う使用法の違いがあり，医師と相談のうえ，その適応を検討する必要があります。アルコールはベンゾジアゼピンに類似した効果をもちます。

　不安問題を抱える多くの人々が，困難に対処するのにこれらの薬剤を使います。結果として，これらの薬剤に依存的となり，その離脱症状のために特異的な治療を必要とするかもしれません。不安に対処するのにこれらの薬剤に依存するのは逃避の一つのタイプで，長期的にはよい解決とはいえません。

❹神経系の敏感性を軽減させる計画の作成

　神経系の敏感さを軽減する方法を学んできました。次に，それらの一つを用いる計画を立ててみましょう。

Q 神経系の敏感さを軽減するための計画はどのようなものですか？

A

2 恐怖心を軽減させる

❶恐怖心への対処

　ある出来事や状況についての心配や狼狽は不安発作を引き起こすかもしれません。そ

れらは発作を増悪もさせます。

　極めて困った状況，スーパーマーケットやバスのような逃避が困難な状況，こういった状況でパニック発作が生じるかもしれないということを考えることによって，私たちは不安を引き起こすことがあります。

「不安は私たちの考え方次第でより悪化するかもしれない」

❷現実的に考えること

　この方法は私たちが不安になる前，その間，その後に，自身への語りかけを変えることを目的としています。私たちは非現実的な恐怖心を認識し，それに挑戦することを学ぶでしょう。

❸恐怖心を認識すること

　不安記録シートを見てみましょう。不安時の思考を記載した個所に，恐怖心が見られますか？

　あなたはこれらの恐怖心がどのくらい現実的もしくは非現実的だと思いますか？　それらを0から10点で評価しましょう。0点はその考えが完全に現実的であり，10点は完全に非現実的だと思うということを意味します。不安記録から，過度の恐怖心は，不安が最高潮に達したときに起こりそうだということがわかるかもしれません。高度の不安自体が，恐怖心を誘発することはありえます。しかし，恐怖心を増大させる他の経路を活性化し，不安をさらに増悪させてもいるのです。不安感と恐怖心の結合が私たちの不安をコントロール不能にしていくのです。

恐怖心を示す内容	非現実度　0—10

❹恐怖心の軽減

不安を感じるいかなる状況においても，直面している真の危険について判断する次の質問を，私たち自身に問いましょう。

「私は本当は何が起こることを恐れているのか？」
「私は私を見つめる人々についてどう思うのか？」
「私は私自身に何と言っているのか？」

練習：
　不安記録から，よく思い出す状況を選択して練習しましょう。
　さあ，質問に答えてください。

Q 私は本当は何が起こることを恐れているのか？

A

Q 私は私を見つめる人々についてどう思うのか？

A

Q 私は私自身に何と言っているのか？

A

....
....
....

❺ 思考の停止

　恐怖心を軽減するのに役立つ方法は，思考を停止することだともいわれています。もし私たちが恐怖心に圧倒され，明瞭に，そして現実的に考え始めることができないならば，この方法が役に立ちます。自分に向けてはっきりと「ストップ」と言いさえすればよいのです。もしこれが手助けにならないならば，手首に巻いた輪ゴムを弾いて痛みを与えてみましょう。瞬時に私たちの恐怖心を中断させることに気づくかもしれません。うまく瞬時に恐怖心を中断することができたら，好きな食事や，その夜のテレビ番組や外出の予定など，完全に別のことを考えてみましょう。「気そらし法」ともいいます。

　この方法は，多くの練習を必要としながらも，一時的な効果をもつのみです。しかし，初めの頃は，思考を停止して過度の不安の中断を試みることはよいことです。

> 練習：
>
> 　もう一度不安記録を見て，そして私たちが中等度の不安を感じる状況にいることを想像してください。そのときに私たちが抱く恐怖心の種類を思い出してみてください。
>
> 　再びそれらの考えをもったときには，自分にはっきりと「ストップ」と言ってみてください。

Q 恐怖心を中断しようとしたとき，何か気づいたことがありますか？

A

....

....

....

❻思考疲れ

　時に，思考を中断する試みが困難であるほど，かえってその思考が強く思い出され続けてしまうことがあります。それは大失敗の可能性もあります。幸運なことに，逆は真なりなのです。すなわち，私たちが心にその思考を保持しようとするほど，それらはより早く消失することもあるようです。まるで，私たちの脳がその思考を保持し続けるのに疲れてしまうようなものです。そこで，時にその思考について現実的に懸命に考えることにより，不快な考えを中断することができます。私たちの心は恐怖心から解放されたいと願うはずですから，この方法はかなりの冒険かもしれません。しかし，試してみる価値はあります。

練習：
1．私たちが非常に不安になったとき，私たちに起こった想像でき得る最悪のことを考えてみましょう。
2．そのことを考え続けてみましょう，ほかに何もしなくて構いません。目を閉じて集中するのが最も容易かもしれません。
3．もしその考えが去ったなら手をあげてください。
4．もし非常に不安になり始めたら，呼吸コントロール法と筋肉弛緩法を確実に行ってください。

第1章　不安への対処方法　85

Q 恐怖心についてのみ考えようと試みたとき，何か気づいた点はありますか？

A

....

....

....

❼自分自身を安心させること

　私たちの進歩が遅かったり，いろいろな問題に圧倒されたりすると，つい失敗してしまったと感じてしまうときがあります。逆に，私たちの努力や達成について，肯定的，現実的にとらえることができれば，いろいろな不安にさらに対処していく手助けとなり得ます。

Q 自分自身を元気づけるために，どんな言葉で自分を励ますことができますか？

A

....

....

....

　不安に対処し始めるときには大いなる努力が必要です。そういうときに自らを奮い立たせるために使いたいと思う言葉が，誰にでも一つや二つあるものです。思いつかない人は身近な人に尋ねてみましょう。これらの言葉をカードに書いて携帯するのが役立つと考える人もいます。自分に励ましが必要だと感じるときに，そのカードを使います。努力を続けられないと感じるときは，実行できると感じるまで，それを数回読み上げてください。

❽安心させ，励ますこと

友人や家族は，不安に対処することを学ぶ人々にとって極めて大きな支えとなり得ます。特に，彼らが不安の性質とその治療について理解を深めるならば，大切な役割を担います。親しい人の支えは単なる同情ではなく，心からの励ましや勇気を与えます。

❾問題分析と不安記録の見直し

ここまで説明してきた方法だけでなく，これまで自分なりの方法を使って不安に対処してきたことを忘れてはなりません。自ら試み発展させた独自のアイデアがあるかどうかを確かめるために，これまでの問題分析と不安記録を見直してみましょう。

Q 恐怖心に対処するための計画はどのようなものですか？

A

---

3 不安が起こる状況に慣れよう

❶毎日の不安記録シートを振り返る

不安記録シートを振り返ってください。①神経の敏感性を軽減すること，②恐怖心への対処の努力が，どのように私たちの不安の問題を変化させたかを知るために，このシートに目を通しましょう。

Q これらの計画の使用によって，どんな変化がありましたか？

A

Q より効果を得るために，どのように計画を変えていく必要がありますか？

A

❷不安が起こる状況を避けること

　先に述べたように，不安発作を引き起こす状況や思考をうまく避けられれば，少なくともしばらくの間はこれらの発作を予防できるでしょう。しかし長期的には，さらにそうした状況を避ける必要があり，生活がどんどん制限されていくことに気づくでしょう。私たちを不安にする物事を避けるために，生活スタイルをすべて変え，時には友人や家族の生活をも変える必要があるかもしれません。逃避による対処は，患者・友人・家族の生活スタイルを制限する可能性があります。

　もし不安がピークに達するまでその状況にいたなら，不安になる状況に慣れ，そして不安が軽減し始めるのを学ぶことができます。実際に試みるまでは，非常に恐ろしく思うかもしれません。筋肉弛緩法，呼吸コントロール法，そして恐怖心への対処などの，いくつかの手技を習得した後であれば，ずっと容易に行えます。

❸状況に慣れるのが最も重要だということをはじめに確認する

　不安記録シートを確認して，私たちにとって重要な，不安が生じる状況をチェックし

88　Ⅱ　教材編

ましょう。そして，それをリストにまとめてみてください。次に，その状況や思考に対処することがどのくらい重要であるかを明示するために，リストにあげた各項目の隣に0から10の数字（0はまったく重要でなく，10は極めて重要）をつけましょう。

Q 不安を引き起こしそうに思われるどんな物事や状況を避けたいですか？

A

避ける物事や状況	生活における重要性　0―10

リストができたら，対処法を学ぶのに最も適切な状況を選びましょう。最も容易なものから始め，徐々により難しいものにしていくのもよいでしょう。

Q 不安を引き起こすどんな困難にあなたは挑戦しますか？

A

ここまでできたら，再びリストを見て，最初に慣れたい三つの状況を整理しましょう。

第1章　不安への対処方法　89

Q 最初に慣れたい状況は？

A
1. _____
2. _____
3. _____

採点を行う練習：

　この方法は私たちが過去の不快な経験のために避けてきた状況への対処法を学ぶ助けになります。ゴールは，不安反応が自然に落ち着くまでその状況にとどまることで，それぞれの状況と不安反応のつながりを断ち切ることです。もしこれが達成されたなら，次回その状況における不安は軽減されているわけです。その過程は脱感作と呼ばれています。採点練習の計画を作るために，以下のことを考慮します。

・あなたを助けてくれる親友や家族を得ること

・恐怖を抱く状況の一つに毎日立ち向かうこと

・不安を引き起こすいかなる新しい状況も逃避しないこと

・中等度の困難に対して少しずつ始め，より困難な段階に移る前に，あなたが熟達するまで上記のステップを繰り返しましょう

・あなたが成功するだろうと思うものだけに着手すること

・生活場面における実際の練習の前に，心のなかであなたのステップを検討しましょう

・不安記録であなたの努力を記録しましょう

・あなたのあらゆる努力を褒めましょう

・あなたが援助者から得た勇気は貴重です

段階的練習では，

・筋肉弛緩法を用い，外出する前には，できるだけ自分を落ち着けましょう

・時間に余裕をもち，慌てないようにしましょう

・定期的に呼吸数をチェックし（1分あたり約10〜12回を保持），そして呼吸コントロール法の手技を実行しましょう

・筋肉を弛緩させましょう。ゆっくり筋肉を緊張させ，そして弛緩させましょう。これを数回行い，違いに気づきましょう

・もし圧倒されたように感じたなら，周りのものに注意深く目を移し，気をそらせるよう

試み，思考を止めるようにし，そして楽しいことを考えようとしたり，もしくは，その状況を離れましょう。その後，コントロールできたらすぐにその状況に戻り，再びあなたの恐怖と向き合いましょう

・できるだけ長くその状況に残りましょう

・不安が鎮まり始めるまでその状況から離れないようにしてください。それは常に一過性に通り過ぎるものです。しかしいくつかの状況では，1時間ほどそれにとらわれるかもしれません。気をそらすのに費やした時間が短ければ短いほど，不安を鎮めるのにかかる時間は短くなるでしょう

❹精神安定薬について

精神安定薬が効き始めるのには，服用してから少なくとも30分はかかります。呼吸コントロール法，筋肉弛緩法，そして恐怖心への対処法は，もっと素早く効果があります。薬のことは置いておき，それらの対処法を使うことを心に決めましょう。精神安定薬は先に述べたように，神経系の敏感性を軽減するために定期的に服用したとしても，単なる一時的な手助けにしかなりません。

❺練習の開始

恐怖を抱く状況や思考に慣れるための計画を実行しましょう。あなたが今その状況にいることをイメージしてください。あなたが考え，感じ，行っていることを話してください。

Q あなたは恐怖を抱く状況に真っ向から向き合いますか？　それとも，気をそらしますか？

A

第1章　不安への対処方法　91

Q あなたはどんな対処方法を使用していますか？ 筋肉弛緩法？ 呼吸コントロール法？ 現実的に考えること？

A

....

....

....

4 不安を感じたときに記録をつけるのを継続する

　いずれにしても，不安記録シートの記載を継続することが大切です。不安記録シートは，私たちがいつ不安を感じるかを教えてくれるでしょう。もし私たちが系統立てて日々いくつかの段階的練習を行うなら，それがどのように発展していくのかを知ることができます。それは必ずや問題を理解するための手助けとなるでしょう。

Q 段階的練習を用いることについて何か質問はありますか？

A

....

....

....

（根本隆洋）

不安記録シート

不安が生じた日時	どのような状況で不安が生じましたか？	あなたはどのように対応しましたか。その効果を0―10点で評価しましょう。

「リカバリーのためのワークブック」中央法規出版，2018年

第**2**章

希望，目標，ニーズ

本章の要旨

「こんな自分になりたい」「こんな生活がしたい」といった夢や希望は，人が生きていくためのエネルギーになります。病気や障害があったとしても，自分の可能性をあきらめることはありません。どんな状況でも，自分らしい生き方を見つけることはできます。そのためには，まず，自分はどうなりたいのか，どんな生活をしたいのかをイメージすることです。そのうえで，目の前の目標を一つひとつ達成していきましょう。目標を達成するためには，仲間の存在や，周りの人の助けも重要です。自分で頑張ること，みんなで励まし合うこと，周りの人の支援を受け入れること，どれも欠かすことはできません。どうすれば，もっと自分らしい生活を送ることができるのか，ここでは，その具体的な方法を考えてみましょう。

自分のストレングスを探す

　障害をもつと，「できない」「できなくなった」ことに目を向けがちです。確かに，障害をもったことによるさまざまな制約やわずらわしさ，不自由はあるでしょう。症状をコントロールするための治療を継続することも必要になります。しかし，だからといって，それまでの人生で培ってきた経験や，「その人らしさ」が失われるわけではありませんし，これからの可能性がなくなるわけでもありません。

　希望をもつためには，自分のストレングス（よいところ，強み，恵まれているところ）に気づくことが大切です。Ⅰ—第2章「精神障害の特性」でも，自分のストレングスは何かについて，少し考えてみました。ここではさらに，さまざまな視点から自分のストレングスを見つけていきましょう。

94　Ⅱ　教材編

1 性格・性質

自分のもっている，好ましい性格や性質には，どんなところがあるでしょうか？　優しい，思いやりがある，頑張り屋である，社交的，といった性格は，好ましい性格としてのわかりやすい例です。しかし，一見，好ましくない性格のように見えても，見方を変えれば好ましい性格といえる場合も少なくありません。たとえば，「傷つきやすい」という性格傾向は，「感受性が豊か」ということかもしれません。「小さなことにこだわりすぎる」性格傾向は，「几帳面で緻密」ともいえます。

Q あなたの性格や性質で，好ましいところはどこでしょうか？

A

2 才能・技能

才能や技能といっても，特殊な才能や技能を想定しているわけではありません。「ヘルパー2級をもっている」など，資格をもっているような場合は，もちろん大きなストレングスです。しかし，資格をもっている，すごく得意，というレベルではなくても，パソコンで文書を作れる，料理ができる，インスタグラムをやっている，自分の部屋をいつもきれいにしている，ギターを弾ける，といった，日常的な活動も才能・技能のストレングスになります。

Q あなたのもっている才能・技能には，どんなものがありますか？

A

....

....

....

3 | 環境のストレングス（資源・社会関係・機会）

　環境のストレングスには，周囲（家族や友人）との関係性，持ち物，仕事，居場所，ペット，公的サービス，住環境など，その人を取り巻く環境全般が含まれます。信頼できる友人がいる，かわいがっているペットがいる，信頼できる相談員がいる，近所にスーパーがある，貯金が〇万円ある，といったことは，すべて環境のストレングスです。

Q あなたの環境のストレングスには，どんなものがありますか？

A

....

....

....

4 | 関心・意欲

　その人が関心をもっており，楽しめること，熱中できることは，大きなストレングスになります。何かに関心があること，何かをしているときに楽しいと感じ，熱中できることは，生活を豊かにし，生きる意欲につながります。読書が好き，楽器を演奏していると時間を忘れる，古代の遺跡に興味がある，鉄道が好き，数独が得意など，うまくで

96　Ⅱ　教材編

きてもできなくても，自分がやりたいと思うことが大切です。

> **Q** あなたはどんなことに興味がありますか？　何をしているときが楽しいですか？

A

....

....

....

家族や友人とも話し合いながら，自分のストレングスを見つけていきましょう。

希望をもつ

　自分のストレングスに気づくことができましたか？　それではここで，自分はどんな生活がしたいか，どんな自分になりたいかを考えてみましょう。

　夢や希望は，心のなかで思い描いているイメージのことです。「こうなればいいな」「こうなりたいな」「こんなことをしたいな」「こんなものがほしいな」といった，漠然としたものでも十分です。「海外旅行に行きたい」「一人暮らしをしたい」「結婚したい」「作家になりたい」「人から頼られるようになりたい」など，何でもよいのです。障害があるから，薬を飲んでいるから，一人で電車に乗れないからなどと，最初から夢や希望を制限しないようにしましょう。希望を実現するための課題を見つけて，それを解決していくのは，次の段階です。すぐには実現が不可能に思えるようなことでも構いません。今はちょっと無理かもしれないことでも，夢や希望をもつことは，生きるための大きなエネルギーになるのです。

Q あなたの夢・希望は何ですか？

A

周りの人とどんな夢や希望をもっているかについて話し合うことで，自分の希望が見えてくることもあります。

目標をもつ

夢や希望は，すぐにはかなわないことも多いものです。まずは身近で具体的な目標を立て，それを一つひとつ達成していくことで，一歩ずつ夢や希望に近づいていきましょう。

はじめに，生活のなかで「こうしたいな」と思うことを，思いつくままにあげてみてください。いくつあっても構いません。目標を選ぶときには，「少し頑張れば達成できそうな目標」にすることをお勧めします。

Q 少し頑張れば達成できそうな目標を考えましょう。

A

書き出した目標のなかから，この1～6か月程度で達成できそうな目標を2～3個選び，それぞれの目標をいつごろまでに達成したいかを考えます。

98　Ⅱ　教材編

Q あなたの目標と達成時期を考えましょう。

A

(目標)   (達成時期)

(目標)   (達成時期)

(目標)   (達成時期)

課題とニーズに気づき，必要な支援を受ける

　目標を達成するためには，自分で努力することはもちろん必要ですが，家族や友人，専門家から支援を受けることをためらうことはありません。ただし，できるだけ，何に困っていて，何をしてもらいたいかを明確にしたほうが，支援する側もより適切なサポートができるでしょう。

　あなたの目標が決まったら，その目標を達成するうえで課題になっていることは何か，その課題に対処するために，どんなサポートがあるとよいのか（ニーズ）を考えましょう。一人で考えるより，あなたが頼りにしている人や，応援してくれている人と一緒に考えることをお勧めします。そのときには，102ページの「目標達成のための計画」をつくってみるとよいでしょう。下記のアキコさんの例をもとにまとめた記入例があるので，作成の際に参考にしてみてください（101ページ）。

アキコさんの場合

　アキコさんは，一人暮らしをして，食べ物関係の仕事に就くのが夢です。そのために，お母さんと一緒にこの半年ぐらいで達成したい目標を考え，「家族の食事を作れるようになる（半年以内）」「規則正しい生活をする（3か月以内)」と計画に書き込みました。

　次に，「家族の食事を作れるようになる」という目標を半年以内に達成するための課題を考えました。アキコさんは，家族の食事を作りたいけど，ほとんど料理を作ったことがありませんでした。そこで「料理のしかたがわからない」という課題を計画に書きこみました。そしてその課題に対応するためには，料理を教えてもらえるとよいと考え，「料理を教えてほしい」というニーズを書きました。

　具体的な計画としては，誰が（自分，周囲の人），何を，いつまでに行う

第2章　希望，目標，ニーズ　99

のかを考えます。忘れてはいけないのは，その課題に対処するうえでのストレングスがあるかもしれない，ということです。アキコさんは，以前，包丁を使わなくてもできる，豆腐とわかめの味噌汁は作ったことがありました。本格的な料理でなくても，簡単な料理を作ったことがあるのは強みになりますので，「才能・技能」のストレングスと考えることができます。

　計画の最後には，自分が頼りにしている人，自分を応援してくれている人を書いておきました。自分一人で頑張るのではなく，仲間や支援者と一緒に頑張ることが大切です。

　計画は，ときどき見直すことも必要です。計画がうまくいかなくても，がっかりすることはありません。少し休憩して，もう一度，自分を支援してくれる人々と一緒に考え直せばよいのです。

　自分のストレングスに気づいて夢や希望をもつこと，具体的な目標を立てて，必要な支援を受けることで，より自分らしい生活を送れるようになります。もしかすると，自分らしく生活できているな，と感じられるようになるまでに，長い時間がかかるかもしれません。でも，小さな目標であっても，それを達成することで，夢に一歩ずつ近づいているのです。長い時間いろいろな努力を続けるためには，ときどき休んで頑張りすぎないこと，周りの人にサポートしてもらうことが大切です。支援を受けることは，恥ずかしいことではありません。支援を受けながら頑張っているあなたの姿は，きっと，同じような障害で生活のしづらさを感じている人たちの，「希望」につながることでしょう。

（藤井千代）

目標達成のための計画（記入例）

私の希望（夢）	私の目標と達成時期
一人暮らしをはじめて，食べ物関係の仕事に就きたい。	家族の食事を作れるようになる（半年以内） 規則正しい生活をする（3か月以内）

No	課題・ニーズ	具体策				ストレングス
		自分がすること	周りの人にしてもらうこと	支援してくれる人	期間	
1	料理のしかたがわからない・料理を教えてほしい	母の夕食作りを手伝う 料理の本を読む	包丁の使い方を教えてもらう 本を見ながら料理するとき手伝ってもらう	母	今年の7月までに	豆腐とわかめの味噌汁は作ったことがある
2	朝早く起きられない・起きるのを手伝ってほしい	11時までに寝る 10時以降はゲームをしない 目覚ましをかける	目覚ましでも起きなかったときに起こしてもらう	母，姉	今年の3月までに	
3	デイケアに週2回以上通えるようになりたい・電話のサポートがほしい	デイケアのプログラムを確認して興味がある日をチェックする	来ると約束した日に来なかったら，携帯に電話してもらう	山田さん	今年の4月までに	デイケアには仲のよい佐藤さんがいる
4						
5						

私が頼りにしている人 私を応援してくれる人	氏名 鈴木弘子	関係性（イ）	氏名 佐藤かおり	関係性（ヌ）	氏名 山田太郎	関係性（ト）
	イ：父母　　　ロ：きょうだい　　　ハ：妻／夫　　　ニ：それ以外の家族／親族 ホ：友人等　　　ヘ：同僚　　　ト：医療機関の職員　　　チ：地域援助事業者 リ：行政機関の職員　　　ヌ：その他（デイケアの友人　　　　　　　　　　　　）					

「リカバリーのためのワークブック」中央法規出版，2018年

目標達成のための計画

私の希望（夢）	私の目標と達成時期

No	課題・ニーズ	具 体 策				ストレングス
		自分がすること	周りの人に してもらうこと	支援してくれる 人	期間	
1						
2						
3						
4						
5						

私が頼りにしている人 私を応援してくれる人	氏名	関係性 （　）	氏名	関係性 （　）	氏名	関係性 （　）
	イ：父母　　　　ロ：きょうだい　　　　ハ：妻／夫　　　　ニ：それ以外の家族／親族 ホ：友人等　　　ヘ：同僚　　　ト：医療機関の職員　　　チ：地域援助事業者 リ：行政機関の職員　　　ヌ：その他（　　　　　　　　　　　　　）					

「リカバリーのためのワークブック」中央法規出版，2018年

第 **3** 章

効果的なお薬の使い方

本章の要旨

　みなさんのなかにも，１日も早くお薬をやめたいと思っている人は大勢いることでしょう。どんなお薬にも副作用はあるため，毎日飲むお薬を少しでも減らしたいと思うのは当然のことです。それでも，ほとんどの専門家が規則正しい服薬を勧めるのはなぜでしょうか？　できるだけ少量のお薬で最大の効果を得るための方法，副作用への対処の仕方，規則的な服薬をするための方法などを身につけましょう。

お薬の作用

　精神科疾患の多くは，ストレスに関連した生物学的な脳の機能不全と考えられています。おそらくは，脳機能の障害と生活上のストレスの組み合わせが原因と考えられます。

　脳は，神経伝達物質と呼ばれる化学物質が神経細胞の間を伝わっていくことによって機能しています。精神科疾患にかかったときにどのような機能不全が起きるのかはまだ明らかになっていませんが，神経伝達物質の働きが乱れていると考えられています。特に統合失調症においては，ドパミンという物質がかかわる神経の活動が活発化し過ぎることによって，幻覚や妄想，思考障害といった精神症状を形成するようです。さらに，この神経活動の過度な活発化はストレスにより悪化するという研究結果があります。

> 　統合失調症では脳内化学物質（ドパミン）がかかわる神経活動が過度に活発化しています。
> 　この機能不全はストレスによって悪化します。

　このことからわかるように，精神科疾患の治療において，脳内のバランスの乱れを治すことと，生活上のストレスに対してよりよい対処法を学ぶことの二つが，適切な治療

計画を立てるうえでの大きな柱となります。この章では，神経活動を元に戻す薬物治療について説明します。

治療計画
A　脳内の神経活動における過度な活発化を治すこと
B　生活上のストレスへの対処方法を学ぶこと

　精神科疾患の治療に薬物療法が導入され，効果が確認されたのは今から60年あまり前のことです。以来，薬物療法は精神科疾患における治療の中心になっています。なかでも統合失調症の治療によく使われるものは，抗精神病薬と呼ばれる一群です。これらの薬剤は，すべて同じような効果をもちますが，効果や副作用の出方には個人差があります。現在わが国でよく用いられる抗精神病薬については，65ページの表を参照してください。

Q どんなお薬を飲んでいますか？

A

　ここで，よく聞かれる質問に答えておきましょう。

❶お薬と一緒にアルコールを飲めますか？

　お薬と一緒にアルコールを飲むと，酔いが早くまわることになります。抗精神病薬を服用していると，アルコールの作用が強まるだけでなく，抗精神病薬の効果も不安定になります[1), 2)]。アルコールの摂取については，医師とよく相談しましょう。

抗精神病薬を飲んでいると，酔いがまわりやすくなります。

---

❷タバコはどうでしょうか？

　喫煙は肝臓での代謝を促進させ，抗精神病薬の血中濃度に影響を及ぼすといわれてい

ます。たとえば1日5本以上摂取することで，オランザピンの血中濃度は3分の1になることが知られています。このため，お薬の効果を弱める可能性があります。喫煙についても，医師とよく相談しましょう。

> 喫煙は抗精神病薬の効果を弱める可能性があります。

❸抗精神病薬と一緒に他のお薬を服用できるでしょうか？

ほとんどのお薬は，抗精神病薬と一緒に服用してもかまいません。しかしながら，時に抗精神病薬と一緒に服用すると，お薬同士の危険な相互作用があったり，お薬の効果の出方が変わったりすることがあります。他の薬を一緒に飲む必要があるときには，医師に相談するのがよいでしょう。また，他の医療機関にかかる場合には，今飲んでいるお薬のリストを持参して医師に見せるようにすれば安心です。

お薬のメリット（よい点）

統合失調症治療でお薬を使う際には，二つの目的があります。まずは，急性期の症状を軽くすることです。抗精神病薬は，まず幻覚や妄想，思考障害といった症状を改善させます。第2に，再発の予防です。急性期の症状が消失した後もお薬を飲み続けることで，再発を防ぐ効果が期待できます。

1 急性期の症状に対する効果

まず急性期の症状に対する効果についてみていきましょう。

抗精神病薬は，統合失調症の約75％で症状の改善をもたらします。抗精神病薬によって改善しやすい症状は下記のようなものです。

> 妄想
> 幻覚
> 思考障害
> 理由もなく笑ったり泣いたりすること
> イライラ感
> 不安感

一方，お薬によって改善しにくい症状は下記のようなものです。

> だるさ
> エネルギーの低下
> 落ち込み
> 無関心

Q お薬によって軽くなった症状にはどんなものがありましたか？

A

2 再発予防に対する効果

　急性期の症状が治まると，大半の人は「病気が治った」と感じ，お薬を飲むのをやめようと考えがちです。しかし，お薬には，抗生物質のように病気がよくなったらもう飲まなくてもよいタイプのものと，高血圧や糖尿病のお薬のように飲み続けることによってよい状態を維持するタイプのものがあります。抗精神病薬は，後者のタイプのお薬です。

　精神科疾患の治療を進めていく際には，急性期の症状が治まった後も毎日服薬を続ける必要があります。これは，再発を防ぐためです。医師が毎日服薬するように勧める理由ははっきりしています。図3－1を見てください。

　図3－1は，病状がよくなった後に服薬を中断すると，1年以内の再発率が64％にのぼり，服薬を継続していれば，その危険は27％にまで減少することを示したものです[3]。別の言い方をすれば，もし服薬をやめてしまうと，再発する可能性は2倍以上に増えてしまうということです。

> もし，服薬をやめれば，再発の危険性は倍増します。

図3-1　1年以内に再発をまねく危険性

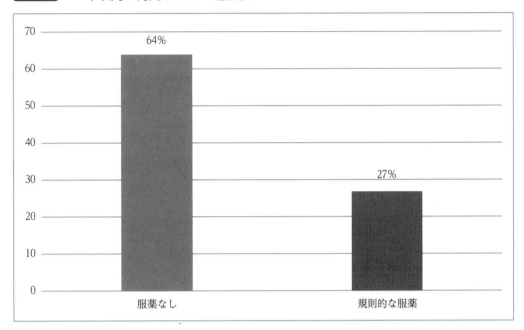

　不規則に服薬していると，再発した際の症状は規則的に服薬している場合と比べて重くなるといわれています。場合によっては生活上の大きな問題に発展し，入院を必要とする事態につながることもあります。再発は服薬をやめたからといってすぐに起こるとは限りません。数か月，あるいは数年後になるかもしれません。お薬をやめると，一時的にかえって調子よく感じる場合もありますが，継続されることをお勧めします。

　毎日服薬していたにもかかわらず再発した場合は，生活上の大きなストレスが引き金になっていることが多く，症状としては比較的軽くなります。服薬している期間に起きた再発は，生活上の大きな破綻を来しにくく，通常はお薬の用量を増やしたり，生活上のストレスへの対処法をみなさんで話し合ったりすることで改善します。

| 規則的に服薬していれば，再発は軽くてすみます。 |

Q 病気が再発したことはありますか？
その時あなたは服薬していましたか？
再発によってどのくらい生活に影響が出ましたか？

A

....

....

....

3 効果を得るために必要なお薬の量

　一般的に，医師は必要以上にお薬を処方することはありません。みなさんを診察するたびに，症状をチェックすることで，最も適したお薬の量を判断するのです。

　医師が最も適した量を処方するためには，みなさんの協力も必要です。みなさんが最近体験したことを，たとえ困っていない場合でも，正確に医師に話してください。それによって医師は症状を正確に判断して，より適切な処方をすることができるのです。

　「こんなことを言うと，お薬を増やされてしまうかもしれない」などと心配して，症状を伝えにくいことがあるかもしれません。しかし，大切なのはお薬の量の多い少ないではなく，症状に合っているかどうかなのです。医師は，みなさんに困った症状が出てきたからといってすぐにお薬を増やすわけではありません。ストレスに対処する方法を考えたり，環境を調整したりといったことで対処可能と判断した場合は，お薬を変えないこともあります。症状とその他の条件とを考えあわせて，必要であると判断した場合にお薬の調整を行うのです。

お薬のデメリット（困った点）

　これまで，服薬を続けるとどのようなメリットがあるのかについて学習してきました。しかしながら，服薬を続けることによってさまざまな困った問題が出てくる場合もあります。服薬を続けることにはどんなデメリットがあるでしょうか？

　一緒に考えていきましょう。

108　Ⅱ　教材編

1 抗精神病薬の副作用

多くの抗精神病薬は脳から循環器系，消化器系，神経筋系，内分泌系まで，ほとんどすべての生体系に作用します。しかし，統合失調症の治療に用いるときは，脳内への作用だけを期待しているため，他の作用はむしろ治療の妨げとなることがあります。こうした好ましくない副作用には，以下のようなものがよく知られています。なお，お薬ごとに副作用の強弱は異なるとされています。

一般的な副作用
眠気・めまい ボーッとして頭が働かず，気分が不快 食欲増進・体重増加・血糖値の上昇 手のふるえ，筋肉のこわばり 口やのどのかわき 生理が来ない，勃起・射精しづらい 舌のしびれ 心電図異常

また，頻度は高くありませんが，次のような副作用がみられることもあります。

まれにみられる副作用
口の周りや身体が勝手に動く 血液障害

Q 今まで経験した症状のうち，お薬の副作用と思われるものはありますか？

A

医師は，副作用について毎回注意深く診察し，適切な薬物療法について検討していま

第3章　効果的なお薬の使い方　109

すので，大きな問題が起こる前に副作用に対処することができるでしょう。このなかには，血液検査や心電図のほか，体の動きについての検査も含まれます。治療・援助チームのスタッフも，3か月ごとに副作用についていろいろと質問するでしょう。

2 副作用への対処法

これらの望ましくない副作用の大部分は，非常に不快なものです。私たちの目標は，あらゆる副作用をなくすことであり，これは不可能なことではありません。しかし，不快な副作用を完全になくすことができなかったとしても，それに対処する方法を見つけようと努力すれば，よりよい結果をもたらします。

Q あなたは副作用を経験したときにどのような方法で対処しましたか？

A

お薬の副作用を最小限にするために，以下の方法を参考にしてください。

❶医師のアドバイスにより減量すること

一人ひとりにふさわしいお薬の量を，初めて処方するときからピタリとあてることは，ベテランの医師にとっても非常に難しいことです。時には少し多めに処方してしまうこともあります。もし不快な副作用が起こり，改善の兆しがなければ，すぐに医師に連絡してください。医師はおそらくお薬の減量を勧めるでしょう。再発を予防するために最も適したお薬の量は，副作用が生じないか，ほんの少し生じる程度の量です。

覚えておきましょう！
医師に相談するまで， 自分でお薬を減らさないこと。

110　Ⅱ　教材編

❷医師の指示により他の抗精神病薬に変更すること

　ある特定のお薬には過敏でありながら，他のお薬ではそれほど問題のない人もいます。1週間ぐらい待ってお薬を減らし，それでも副作用が残っている場合は，医師はより副作用が少ないと思われる抗精神病薬へ変更するかもしれません。お薬によっても副作用にそれぞれの特徴があるからです。たとえば，オランザピン（ジプレキサ）は食欲が増しますが，リスペリドン（リスパダール）は生理が来ない，射精しづらいといった特徴があります。

❸自分でできる副作用対策

　副作用のなかには，自分で対処できる場合もあります。

眠気

　一日の処方量の多くを，就寝前に服用することで避けられることもあります。時に，眠気の副作用を利用して，睡眠障害を改善することもできます。

めまい感

　お薬により生じるめまい感は，特に入浴中や起床時，突然立ち上がった際などに起こりやすいものです。ゆっくり起きたり立ち上がったりすることにより避けられます。

食欲増進

　体重増加が引き起こされるかもしれません。健康によい食品を摂るように気をつけ，甘いパンやケーキ，菓子，揚げ物，ポテトなど，太りやすいものを食べ過ぎないようにしてください。夜に多く食べるのも控えましょう。よく噛んで食べること，そしてウォーキングなど適度に運動をしましょう。5kg以上体重が増加したら，減量する必要があります。管理栄養士などに詳しいアドバイスをしてもらうといいでしょう。

口の渇き

　甘い飲み物を飲むことで体重増加につながる可能性があります。また，水などを多く飲むと，時に意識が乱れることもあり，気をつけましょう。うがいをすることで楽になることもあります。

第3章　効果的なお薬の使い方　111

アカシジア（静座不能症）

　足がむずむずしたり，そわそわして，じっと座っていられなくなる，不快な状態です。このうっとうしい副作用に対処するには，次の二つの方法があります。

① 歩いたり，ジョギングをする

② 筋肉のストレッチをする。手足をしっかり伸ばし，五つ数え，次にゆっくりとリラックスさせる運動を繰り返す

❹副作用をコントロールするお薬を服用すること

　以上の方法が，副作用への対処としてうまくいかない場合には，副作用を減らすお薬が処方されるかもしれません。

３ 副作用以外の問題

　お薬を飲み続けることで，副作用以外の問題が起こってくる場合もあります。たとえば，定期的に通院しなければならない，アルコールが飲めないなどです。

　以下に例をあげます。

❶定期的な通院のわずらわしさ

　規則正しく服薬するためには，定期的に通院することが必要です。ただこのために，さまざまな問題が生じてきます。通院のために仕事を休まなくてはならない，遊びや旅行に行けない，長時間外来で待たされるため時間が無駄になるなどです。

　しかし，症状が安定してくれば，それほど頻回に通院しなくてもよくなってきます。待ち時間に関しては病院側の工夫も必要ですが，みなさんも待ち時間を有効に利用する方法を考えたり，家族に助けてもらうなど対策を考えてみましょう。

❷経済的な負担

　長期的に通院や服薬を続けることによる経済的な負担も無視できない問題です。精神科疾患の治療を受けるための経済的負担が生活を圧迫してしまうような場合，通院医療費を公費で負担してもらえる制度があります。これについては，病院の精神保健福祉士や近くの保健所などで相談してみましょう。

112 Ⅱ　教材編

❸周囲に病気であることがわかってしまう

　たとえば，職場などでお薬を飲んでいると，周囲の人に病気であることがわかってしまうのではないかと心配する人も多いようです。治療や援助を受けていることを周囲に知られたくない場合，かなりの心理的負担になります。このような場合は，お薬を飲む回数を減らせないかどうか，医師と相談してみるといいでしょう。症状が安定していれば，一日1回の内服で十分な効果が期待できるケースも少なくありません。また，2週間から1か月に1回注射をするだけで飲み薬と同様の効果を得ることのできるタイプの薬剤（持効性注射剤（LAI），65ページ）もありますから，必要に応じて医師と相談しましょう。

❹依存性の問題

　抗精神病薬には依存性はありませんが，一緒に処方されることの多い睡眠薬や抗不安薬には，いくらか認められます。医師とよく相談して，適量を処方してもらっていれば，依存性が問題になることはあまりありません。

❺自分が病気であることを思い出してしまう

　毎日服薬することは，自分の病気を自覚することに役立ちます。ただ，具合がよくて症状がないと感じている場合には，むしろこれは不快なことかもしれません。「自分は，ずっとお薬を飲み続けなくてはいけないような大変な病気にかかってしまった」と思われるかもしれません。また，「精神疾患」あるいは「精神病」などという言葉のもつよくないイメージから，劣等感をもってしまうこともあるでしょう。

　自分が受け入れたくない現実に直面したとき，私たちは，「そんなことあるはずがない」と否定したくなる習性をもっています。みなさんも，自分あるいは家族が精神疾患にかかっているとわかったとき，「間違いにちがいない」「そんなはずはない」「一時的なものだろう」と考えた経験があると思います。精神疾患であっても身体の疾患であっても，病気にかかることはつらいことに違いありません。しかし，精神疾患の場合，以前よりはだいぶ減ったものの，残念ながらまだ偏見が世間にあることは否定できず，このためにつらい思いをすることもあるでしょう。しかし，精神疾患にかかったのは，みなさんのせいでも家族のせいでもありません。病気であるということに関しては，身体の疾患と何ら変わりはありません。障害をもっていても，幸せに生活している人はたくさんいます。大切なのは，自分の症状や障害とうまく付き合い，自分自身が満足できる生活を送れるようになることです。このためには，周囲の人の理解と助け合いが必要で

あると同時に，みなさんが自分の病気のことを正しく理解し，生活上の問題への対処法を身につけることも大切です。

お薬を飲み続けることの欠点は，他にもあるかもしれません。どんなものがあるかを考えてみましょう。

Q お薬を飲み続けることで何か問題が起こっていますか？

A

その問題が，お薬を飲み続けることができないくらいに大きな問題であった場合，118ページの「問題解決シート」を使って，みなさんで対策を考えましょう。

4 ぜひ医師に相談すべきこと

副作用のなかには，みなさんだけで対処するのは困難なものがあります。もし同じお薬を飲み続けていて，今まで経験したことのないような症状に気づいた場合は，すぐに医師に連絡してください。多くの場合，お薬の量を調節したり，別の薬に変更したり，あるいは副作用を軽くする薬を追加することで改善します。

また，お薬と妊娠の問題に関しては，飲んでいるお薬の種類や量，本人の状態などをよく検討して判断しなければならない問題です。ただ，妊娠中お薬をやめることで精神的に不安定になり，かえって胎児に悪い影響が出ることもあり，服薬を続けることが多いのが現状です。したがって，子どもがほしいと思ったときには，医師とよく相談するようにしてください。

規則的な服薬のために

服薬が再発の予防に効果的であることがわかっていても，規則的に服薬を続けるのは

114 Ⅱ 教材編

簡単なことではありません。みなさんは今までに，服薬を中断してしまったことはありますか？　あるとすれば，なぜ中断したのでしょうか？　ここでは，無理なく服薬を続けるための方法について，一緒に考えていきましょう。

Q 服薬を中断してしまったことはありますか？　それはなぜですか？

A

1 服薬を忘れてしまうこと

　服薬を中断してしまう理由のうち，最も多いのは忘れてしまうことだと思います。みなさんや周りの方が定期的に服薬することの重要性を理解し，その方法をしっかり身につけることは大切です。

　服薬の仕方にはさまざまな工夫があります。服薬を生活習慣に結びつけることで，より日常的なものにすることです。食事や入浴，歯をみがくといった日常行為と一緒にすれば，服薬の違和感は大分解消するでしょう。次の例をみてみましょう。

> 　サトルさんは，寝る前に必ず歯みがきをしています。彼は歯みがきチューブの横に1日分の錠剤を置いて，寝る前に歯をみがくときに必ず服用することにしました。母親も同じ洗面所を使いますので，錠剤がなくなっているかどうか簡単に知ることができ，サトルさんがうっかり服薬を忘れたときには，母親が彼に一声かけるようにしました。この方法をはじめて以来，サトルさんはお薬を強制的に飲まされているという感じがなくなり，自らの問題として積極的に取り組めるようになりました。

　無理なく服薬を続けることができるような方法を考えていきましょう。

　118ページの「問題解決シート」を使って，お薬を飲み忘れないための工夫について

第3章　効果的なお薬の使い方　115

話し合ってみましょう。また，次のセッションで，その工夫が効果的であったかどうかの評価をしましょう。

2 規則正しく服薬を続ける方法

多くの人が試してみて効果的だった方法をいくつかあげてみますので，参考にしてください。

❶ピルケースを使う

小さな箱やケースを使用します。何回かに分けてお薬を飲むことになっている場合は，1日に飲む回数の数だけ用意します。それぞれに「朝」「寝る前」など，わかりやすい表示を付けます。寝る前のお薬を飲み終わったら，次の日に飲むお薬をそれぞれのケースに入れておきます。こうすることによって，飲み忘れがあった場合はすぐにそれに気づくことができます。

飲み忘れを防ぐための専用のケースは薬局などで扱っています。近所の薬局で尋ねてみてください。

❷目につきやすい場所にお薬を置く

お薬の置き場所を決めて，必ずそこに置く習慣をつけるだけでも，飲み忘れを防ぐことができます。

❸カレンダーにチェックする

お薬を飲んだら，その都度カレンダーや手帳，スマートフォンなどに印を付けるのもよいでしょう。

このとき，もし気になる副作用があれば書き留めておいて，次の受診のときに医師に質問するようにしてください。

3 お薬を飲み続けることにより何か問題が出てきた場合

お薬を飲み続けることにより，前に述べたような問題が生じてくることがあります。このようなときには，医師や担当スタッフに相談したり，みなさんで「問題解決シート」（118ページ）を使って問題解決の方法を話し合うなどして，できるだけ問題が少な

116　II　教材編

くなる工夫をしましょう。

4 規則的な服薬に対するご褒美

　規則的に服薬していることをほめてもらえれば，服薬を続けようという意欲を高めるのに役立ちます。簡単な言葉で十分でしょう。医師からほめられることが一番うれしいと言う人もいます。外食やお出かけ，プレゼントといったご褒美をもらうことも役立つでしょう。

Q 規則正しく服薬し続けるうえで，どのようなご褒美がみなさんの励みとなりますか？

A

....

....

....

服薬の必要性を正しく理解し，規則正しい服薬を続けましょう。

（渡邊衡一郎）

【引用文献】
1） 加藤隆一監・鈴木映二：向精神薬の薬物動態学——基礎から臨床まで，星和書店，2013.
2） 中野和香子・中村純：飲酒と薬物相互作用，診断と治療，98, 2022-2026, 2010.
3） Leucht, S., Tardy, M.,Komossa, K., et al. "Antipsychotic drugs versus placebo for relapse prevention in schizophrenia: a systematic review and meta-analysis," *Lancet*, 379, 2063-2071, 2012.

問題解決シート

ステップ1：問題点と目標は何ですか？

ここに自分たちの言葉で問題点と目標を正確に書けるまで話し合いましょう。
よりはっきりさせるため，互いに質問をしましょう。大きな目標は，小さく分けて考えましょう。

問題点： _____

目　標： _____

ステップ2：考えられる，さまざまな解決方法をリストアップしましょう―ブレインストーミング

あらゆるアイデアを自由にあげてください。あまりよくないと思われるものでも構いません。
周りの人にも助けてもらいましょう。このステップではそれぞれの利点・欠点については話し
合わないでください。

_____

_____

_____

_____

_____

ステップ3：リストアップしたすべてのアイデアの利点と欠点を，みんなで検討しましょう

アイデアそれぞれの利点と欠点を簡潔に話し合いましょう。メモを取る必要はありません。

ステップ4：最も適切で，実現可能と思われる解決方法を選びましょう

利用できる資源（時間，技能，お金，その他）のことも考えながら，最も適切かつ容易にでき
る解決方法を選び出しましょう。

ステップ5：ステップ4の解決方法をどのように実行していくか，具体的な計画を立てましょう

必要な資源を用意し，どのように対処するか計画を立てましょう。
難しいステップはロールプレイで練習しましょう。

_____

_____

_____

進行状況を確認する日： _____

ステップ6：計画の実行過程を振り返りましょう

各自の努力を褒め合いましょう。各ステップでの過程を振り返ります。必要があれば計画を練
り直したり，別の解決方法も検討したりしましょう。問題が解決され，目標が達成できるま
で，問題解決技法を繰り返しましょう。

_____

_____

_____

「リカバリーのためのワークブック」中央法規出版，2018年

第4章
アクティヴリスニング：積極的傾聴

本章の要旨

　「アクティヴリスニング」（active listening）とは，コミュニケーション技法の一つです。相手の言葉を積極的に聴く"傾聴"する姿勢や態度，聴き方の技術で，日本語では「積極的傾聴」といわれています。

　お互いに相手の考えを上手に聞き出すためには，まず相手の話に関心があることを示すことが大事です。この章では，「アクティヴリスニング」で，相手の話をよく聴き，相手に合わせて適切な質問をしながらコミュニケーションをとるための方法を学び，繰り返し練習をしていきましょう。

「アクティヴリスニング（積極的傾聴）」の重要性

　みなさんは，普段どのようなことを意識しながらコミュニケーションをとっていますか？　上手なコミュニケーションは「上手な聞き役」になることから始まるといわれます。相手の考えを上手に聞き出すためには，まず相手の話に関心があることを示すことが大事です。この章では，相手の話をよく聴き，相手に合わせて適切な質問をしながらコミュニケーションをとるための「アクティヴリスニング（積極的傾聴）」を学んでいきます。

　「アクティヴリスニング」は，日常生活のコミュニケーションで必要な基本的な姿勢を身につけるテクニックです。「アクティヴリスニング」を実行すると，話し手に対して自分が関心をもっていることが伝わり，それによって話し手もより話しやすい気分になっていきます。また，話し手が言いたいことを十分に話せるまで，じっくり話を聴く姿勢が身につきます。自分が何を話したいかということよりも「相手は何を考え，何を希望しているのだろう？　それを聞いてみよう」という姿勢でいることが大事です。

　相手が意欲の低下など陰性症状がある場合には，本人から積極的に話しかけることが

第4章　アクティヴリスニング：積極的傾聴　119

少なくなります。そのようなときに気持ちを上手に聞き出すテクニックを使うことで，正しく伝え合うことができ，お互いの考えや気持ちが明らかになります。

Q みなさんは，最近誰かとじっくり話をしたことがありましたか？
自分の考えや思いを正しく伝えられましたか？

A

「アクティヴリスニング」を用いて，仲のよい友人や家族で話し合うことで，日常生活のなかにどんな問題があり，何を目標に設定していくかを明らかにすることができるようになります。本当の問題点や目標がはっきりしたら，次にⅡ—第5章で練習する「問題解決技法」で，具体的な対策を立てることにつなげていきましょう。

では，「アクティヴリスニング」のポイントを理解しましょう。

アクティヴリスニングのステップ

「アクティヴリスニング」には，次の二つのポイントがあります。

① 話し手が言っていることをよく聴き，それを聴き手が理解していることを話し手に伝えること。

② 話したい内容がより具体的になるように，こちらから質問をすること。

次の表で各ステップを見て，声に出して読んでみましょう。

120 Ⅱ 教材編

「アクティヴリスニング」のステップ（問題や目標を明確にする）

1．話し手を見る。話している内容に興味があることを示す。
2．話をよく聴く。テレビを消すなどして，なるべくみんなが話し合いに集中できるようにする。
3．話をきちんと聴いていることを示すために，あいづちを打つ。
　　うなずいたり，声に出したりする。
　例）「うんうん」
　　　「そうですよね」
　　　「そのとおりですね」
　　　「なるほど」
4．何が一番の問題点で，目標が何であるかを明確にするような質問をする。
　例）「カラオケとボーリングのどちらに行きたいの？」
　　　「同年代の人がいいの？　それともどちらでもいいの？」
　　　「どんな人がいいの？」
5．相手が話したいことを自分がきちんと理解しているかどうか確かめる。
　例）「ということは，あなたはスポーツが好きな友人をほしいと思っているのね？」
　　　「仕事が見つからないのでつらいと思っているの？　それが一番の問題なの？」

　このステップを繰り返し読んで，「アクティヴリスニング」のポイントを理解していきましょう。

　「アクティヴリスニング」を用いることで，聴き手側は相手の理解が深まります。相手に合わせて適切な質問をすることで，「相手が何を考え，何を希望しているのか」が理解できるようになります。また，話し手側は話を聴いてもらうことで，正しく伝えることができ，お互いの考えが明らかになります。「アクティヴリスニング」を用いて話をしていくことで，本当の問題点や目標も明確になっていくのです。

　では次に，問題やゴールを明確にするような「アクティヴリスニング」の仕方を練習しましょう。

　次の家族の話し合いの例を見てみましょう。

　この話し合いは，126ページの「アクティヴリスニング（積極的傾聴）」を用いながら行っています。

> 　タロウさんは，友達がほしいと思っていました。両親は，タロウさんが
> ガールフレンドをほしがっていると思い，スポーツクラブなど女性と出会え
> る場所などへ行くように勧めました。しかし，タロウさんは，積極的にス
> ポーツクラブに行く様子はなく，そのことを両親は不思議に思っていまし
> た。
> 　そこで両親は，ある家族ミーティングのときにタロウさんにこのことを聞
> いてみました。タロウさんの意見は，ガールフレンドをほしいと思ってはい
> るが，付き合いがうまくいかなくなった場合，そのストレスに自分は耐える
> ことができないだろうということでした。そこで，タロウさんは，むしろ同
> 年代の男性の友人をつくって，スポーツ観戦やカラオケに行ったりすること
> のほうがよいと考えたのです。少し話し合った後，タロウさんの目標は，
> 「同年代の男性の友人を見つけ，月に２回，カラオケに行く」ことに決まり
> ました。

　この話し合いでは，普段の生活のなかで困っていることを家族で話すことで，困っていることがわかり目標を決めることができました。問題点が明確になれば，それを達成するために何をすればいいかがわかりやすくなります。もちろん友人をつくることは簡単ではないので，次に「問題解決技法」（Ⅱ─第５章）を用いた話し合いが必要になります。

アクティヴリスニングの実際の進め方

　実際に，「アクティヴリスニング」の練習をしていきましょう。

1 　見本をみてみましょう

　では今から，「アクティヴリスニング」をしながら，問題点を明確にしていく短い見本をスタッフが示します。グループの中から協力者を１名選んでください。

　スタッフは，「アクティヴリスニング」を心がけながら協力者が日常生活で困っていることや，今後の目標について，より明確になるような話し合いをしてください。

　みなさんは，スタッフがどのように「アクティヴリスニング」を行うのか，注意深く見ていてください。また，スタッフが問題点や目標を明確にするような質問を何回していたかを数えてみましょう。終わったら，スタッフが121ページの五つのステップのう

ちどれを使ったか，そして，それを使うことでどのように問題点や目標が明確になった
のかを話し合いましょう。

　スタッフがいない場合には，次の「チーム内での練習」へ進み，実行してみましょ
う。

Q　アクティヴリスニングのどのステップを使っていましたか？

A

Q　問題点や目標を明確にするような質問を何回しましたか？

A

2　チーム内での練習

　それでは，「アクティヴリスニング」をしながら，127ページの「問題解決シート」を
使って，家族ミーティングで問題や目標について話し合いましょう。話し合いの前に，
議長役と書記役を選びましょう。

　一人それぞれ5分間，明確にしたい問題点や目標について話をしてください。聴き手
の人は「アクティヴリスニング」をしながら，話し手が問題点や目標を明確にできるよ
うにしましょう。議長役の人は，一人が5分間話し終わるたびに，みなさんと話し合っ
て問題点と目標を明らかにしてください。また，書記役の人は，「問題解決シート」の

第4章　アクティヴリスニング：積極的傾聴　123

ステップ 1 の欄にそれを書き留めましょう。

スタッフがいれば，今の話し合いに対する意見やアドバイスを伝えてください。

聴き手の人は「アクティヴリスニング」を心がけて話を聴きましょう。

Q ステップ1：問題点と目標は何ですか？　具体的にどのような内容ですか？

A

3 フィードバック

他の人が行った「アクティヴリスニング」のなかで，誰のどんなところがよかったかをそれぞれ話し合ってください。

こうしたらもっとうまくできたのではないかと思われる点はありましたか？

それでは，また別の人に問題点や目標を話してもらい，「アクティヴリスニング」を行いながら問題点や目標を明確にする練習をしましょう。もし難しいと感じても，気にすることはありません。わからないときは，スタッフにもう一度手本を見せてもらうように頼んでください。

Q 「アクティヴリスニング」のなかで，どんなところがよかったですか？

A

4 実際の練習

「アクティヴリスニング」の練習を繰り返し行っていきましょう。繰り返し練習することで必ず上達します。自転車や水泳に初めて挑戦しようとしたときのことを思い出してみましょう。最初に難しいと思っても，すぐにはあきらめなかったのではないでしょうか？　「アクティヴリスニング」に慣れることは，自転車や水泳より難しいと感じているかもしれません。だからこそ，自然に話したり聴いたりすることができるようになるまで，繰り返し練習する必要があります。126ページの「アクティヴリスニング」の表を拡大して，いつも目につくところに貼っておくのもいいでしょう。

実際の練習は，以下の順で行っていきましょう。

1．グループの中で話し手の順番を決め，最初にその人が明確にしたい問題点や目標をあげてください。

2．5分間，話し手の人の問題点や目標がどのようなものかをはっきりさせるような質問を，他の人はしてください。

3．5分間の話が終わったら，他の人が行った「アクティヴリスニング」の方法で，どのようなところがよかったかをフィードバックしましょう。

4．次に，別の人が話し手となり問題点や目標をあげて，同様の話し合いをしてください。できれば，グループの全員が順番に話し手になってください。

5．グループ全員の話が終わったら，明確にされた問題点の一つを取り上げましょう。次に，それを解決するために，「問題解決シート」に沿って，みなさんで具体的な解決策を決めるセッションに入るのもよいでしょう。

次回のスタッフとのセッションまでに，一つ取り上げた問題点や目標について，みなさんだけで，「アクティヴリスニング」を使って話し合いましょう。話し合いのなかで，「問題解決技法」を用いて具体的な解決策を決めてみてください。その結果を次回のスタッフとのセッションのときに報告してください。

（門馬共代）

アクティヴリスニング（積極的傾聴）

1　相手をよく見ること，相手のそばで聴くこと

2　相手の話すことに注意を向けること

3　相手の話に興味を示し，うなずいたり，あいづちを打つときには声も出す
　　「うん，そうですね」「そのとおりですね」

4　わからないことがあれば質問をする

5　自分が聴いた内容は，よく覚えておく

「リカバリーのためのワークブック」中央法規出版，2018 年

問題解決シート

ステップ１：問題点と目標は何ですか？

　　ここに自分たちの言葉で問題点と目標を正確に書けるまで話し合いましょう。
　　よりはっきりさせるため，互いに質問をしましょう。大きな目標は，小さく分けて考えましょう。

問題点：＿＿＿＿＿＿＿＿＿＿＿＿＿＿＿＿＿＿＿＿＿＿＿＿＿＿＿＿＿＿＿＿＿＿＿＿

目　標：＿＿＿＿＿＿＿＿＿＿＿＿＿＿＿＿＿＿＿＿＿＿＿＿＿＿＿＿＿＿＿＿＿＿＿＿

ステップ２：考えられる，さまざまな解決方法をリストアップしましょう―ブレインストーミング

　　あらゆるアイデアを自由にあげてください。あまりよくないと思われるものでも構いません。
　　周りの人にも助けてもらいましょう。このステップではそれぞれの利点・欠点については話し
　　合わないでください。

＿＿＿

＿＿＿

＿＿＿

＿＿＿

＿＿＿

ステップ３：リストアップしたすべてのアイデアの利点と欠点を，みんなで検討しましょう

　　アイデアそれぞれの利点と欠点を簡潔に話し合いましょう。メモを取る必要はありません。

ステップ４：最も適切で，実現可能と思われる解決方法を選びましょう

　　利用できる資源（時間，技能，お金，その他）のことも考えながら，最も適切かつ容易にでき
　　る解決方法を選び出しましょう。

＿＿＿

ステップ５：ステップ４の解決方法をどのように実行していくか，具体的な計画を立てましょう

　　必要な資源を用意し，どのように対処するか計画を立てましょう。
　　難しいステップはロールプレイで練習しましょう。

＿＿＿

＿＿＿

進行状況を確認する日：＿＿＿＿＿＿＿＿＿＿＿＿＿＿＿＿＿＿＿＿＿＿＿＿＿＿＿＿＿

ステップ６：計画の実行過程を振り返りましょう

　　各自の努力を褒め合いましょう。各ステップでの過程を振り返ります。必要があれば計画を練
　　り直したり，別の解決方法も検討したりしましょう。問題が解決され，目標が達成できるま
　　で，問題解決技法を繰り返しましょう。

＿＿＿

＿＿＿

＿＿＿

「リカバリーのためのワークブック」中央法規出版，2018年

第 **5** 章

問題解決技法

本章の要旨

　ここでは，当事者や家族，援助者が日常的に抱える問題解決のための6つのステップからなる「問題解決技法」を学ぶことにより，生活上の問題点の解決や目標の達成を容易にしていくことが可能になるはずです。当事者や周囲の人々の異なる意見を，「問題解決シート」を用いた話し合いで，無理のない計画へと集約していくことが柱となります。うまくいったところを互いに褒め合いながら，問題解決・目標達成に向けた歩みを進めていきましょう。

問題解決技法のステップ

　この章では，当事者や家族，援助者が抱えているさまざまな問題を解決するための方法について学びます。当事者や周囲の人々の感じる生活上の問題点には，それぞれの意見や生活習慣，嗜好の違いが強くかかわっています。そうした問題を上手に解決していくことによって，みんなのさまざまな負担が軽くなり，当事者の安定や周囲の人々の安心につながることで，より快適に毎日の生活を送れるようになることが期待できます。

　精神的な緊張や苦痛を生じる状態をストレスといい，ストレスには必ず原因となる刺激や圧力（ストレッサー）があります。ストレスやストレッサーの存在は快適な生活を妨げるものとなりますが，では，ストレスの原因となるような問題がみつかったとき，それをどうやって解決すればよいかを考えてみましょう。一人で考えるより多くの人の意見を出し合ったほうが，より早く適切な解決策を見つけることができるかもしれません。しかし，ただいろいろな意見を出し合うだけでは，話し合いが混乱し，要求を一方的に主張し合うだけに終わってしまうことになりかねません。そうなると，問題解決のために行うはずの話し合い自体がストレスを引き起こすことになってしまいます。

　ここでは，そうした混乱を避けて無理なく問題解決を行うために，135ページの「問

128　Ⅱ　教材編

題解決シート」を用います。このワークシートを用いることによって，問題はわかりやすい形に整理され，話し合いを円滑に進めることができるはずです。

　私たちが有効だと考えている，6つのステップの「問題解決技法」を次に示します。問題解決・目標達成のための話し合いは，この6つのステップに沿って行います。

「問題解決技法」の6つのステップ

1. 問題点と目標を明らかにする
2. 考えられる，さまざまな解決方法をリストアップする（ブレインストーミング）
3. リストアップしたすべてのアイデアの利点と欠点を，みんなで検討する
4. 最も適切で，実現可能と思われる解決方法を選ぶ
5. 解決方法の，具体的な実行計画を立てる
6. 計画の実行過程を振り返る

●ステップ1

問題点や目標をはっきりさせます。

●ステップ2

　考えられる，さまざまな解決方法（アイデア）をあげていき，あげられた解決方法のリストを作ります。どんなアイデアでも構いません。実行できそうなものをできるだけたくさんあげてください。

●ステップ3

　それぞれのアイデアの主な利点と欠点について，参加者全員で検討していきます。

●ステップ4

　利用できる社会資源（時間，技能，お金，その他）を念頭に置き，最も適切で，実行可能性が高いと思われる解決方法を選びます。場合によっては，いくつかのアイデアを組み合わせたものやあげられたものとは別のアイデアに落ち着くかもしれません。

●ステップ5

　解決方法をどのようにして実行していくか，具体的な計画を立てます。さらに，その

第5章　問題解決技法　129

計画の進行状況について話し合い，次のミーティングの日程も決めておきます。

●ステップ6

　実行中の計画の進行状況を振り返り，修正すべき点は修正して，引き続き問題解決を行っていくために役立てます。計画が実行できているかどうかの確認は，とても大事な作業です。

問題解決技法の実際

　それでは，実際にはどのようにして話し合いが進められていくのかをみてみましょう。ここでは，山田さん一家の話し合いを例にあげて説明します。134ページの「問題解決シート」の記入例を参照してください。

　山田さん一家では，当事者の太郎さん，お父さん，お母さん，姉の花子さんが話し合いに参加しています。問題解決の話し合いの前には，まず議長役と書記役を決めます。今回はお父さんが議長役，花子さんが書記役を務めることになりました。議長役は，話し合いがステップに沿って進行していることを確認しながら，みんなの意見をまとめる係です。みんなが同じペースで解決方法を検討していけるようにするための，重要な役割となります。書記役は，話し合いの内容をワークシートに記入していく係です。それでは，山田さん一家が6つのステップに沿って話し合いを進めていく様子をみてみましょう。

ステップ1：問題点と目標を明らかにする

　まず，今回話し合う問題点と目標を決めます。15〜20分間程度で話し合えるような，負担の少ないものを選びましょう。太郎さんたちは，今回は「台所がきちんと片づかない」ということを問題点として取り上げ，「洗い残しの食器をためないようにすること」という具体的な到達目標を決めました。

　これらを決める際に大切なことは，最初のうちはあまり複雑な問題を選ばないようにすることです。まずは，15〜20分間で話し合える程度の簡単な問題で練習し，「問題解決技法」に慣れてきたら，徐々に難しい問題に取り組むようにしましょう。

130　II　教材編

ステップ2：考えられる，さまざまな解決方法をリストアップする（ブレインストーミング）

　次に，ステップ1で取り上げた問題点を解決し，目標を達成するための方法を，できるだけたくさん，自由にあげていきます。太郎さんたちは，ワークシートに書いてあるような6つのアイデアを出すことができました。

　このステップでは，出されたアイデアの利点や欠点については話し合いません。これは，すべてのアイデアが出つくした後，次のステップで行います。ブレインストーミングの基本はアイデアの質より量を重視することであり，他の人のアイデアを見下したり，批判したりしないことにあります。

ステップ3：リストアップしたすべてのアイデアの利点と欠点を，みんなで検討する

　ステップ2であがったそれぞれのアイデアについて，その主な利点と欠点を簡単に話し合います。メモを取る必要はありません。太郎さんたちの話し合いでは，次のような意見が出ました。

・お母さんが全部の食器を洗うことにすれば，確実に手早くきれいになるが，太郎がかかわることはできない。
・各自が自分の食器を洗うのは公平でよいが，全部洗い終わるのに時間がかかる。
・ホームヘルパーを頼めば楽でよいが，お金がかかりすぎる。

　すべてのアイデアについて，その利点と欠点を出し終えたところで，次のステップに移ります。

ステップ4：最も適切で，実現可能と思われる解決方法を選ぶ

　ステップ3での話し合いをもとにして，手持ちの資源（時間，技能，お金，その他）のことも考え，最も適切に，無理なく実行できる解決方法を選びます。太郎さんたちは，「毎食後，食器洗いを順番にする」という解決方法を選択しました。

ステップ5：解決方法の，具体的な実行計画を立てる

　ステップ4で選択した解決方法をどのようにして実行していくか，具体的な計画を立てていきます。必要なものを用意したり，時間を決めたりしましょう。難しいことをす

第5章　問題解決技法　131

る場合は，それをどのように練習するかについても計画します。太郎さんたちは「毎食後10分以内で食器を洗い終えること」「太郎が洗うときにはお母さんが手伝うこと」「太郎は明日，花子にフライパンの上手な洗い方を教えてもらうこと」「お母さん→花子→お父さん→太郎の順番で洗うこと」などを計画しました。

　最後に，この計画がうまくいっているかどうかを確認する日を決めて，今回の話し合いを終了します。太郎さんたちは，次の日曜日午後2時の家族ミーティングで計画の進行状況を振り返ることにしました。

ステップ6：計画の実行過程を振り返る

　進行状況を確認する日のミーティングで，計画がうまくいっているかどうか，計画通りに進まないところはどこかなどについて話し合います。お互いのがんばったところ，継続しようとする努力などを褒め合う，受容的な雰囲気のなかで話し合うことが何よりも大事です。

　まず，計画を実行するための各自の努力を褒め合います。計画通りにいかなかった場合も，叱ったりけなしたりするのではなく，少しでも実行しようとした姿勢を認め，そのことを褒めましょう。それからなぜうまくいかなかったのかについて穏やかに話し合います。そして，計画を練り直したり，他の解決方法を考えたりします。山田さん一家の場合は，各自が計画通りに実行できましたが，慣れない太郎さんは，計画よりは洗うのに時間がかかってしまったようです。でもそのがんばりはみんなから認められ，特にフライパンを上手に洗えたことを褒められたことで，太郎さんも手応えを感じられたようです。この計画をさらに1か月続けてやってみることになりました。

　計画を練り直す際には，問題解決技法のステップ2からステップ5までを繰り返します。問題が解決され，目標が達成できるまで，この「問題解決技法」を続けましょう。

問題解決技法の練習

　太郎さんたちの話し合いを参考にしながら，「問題解決シート」（135ページ）を使って，実際に問題解決の練習をしてみましょう。まず議長役と書記役を決めた後，15〜20分間で話し合えるような負担の少ない問題を選び，1〜6のステップに沿って話し合いをしてみてください。

　大切なことは，みなさんがストレスを少なくする話し合いの仕方，問題の解決の仕方

を身につけることです。この話し合いは，みなさんが今後実際に問題解決をしていく際の練習となりますので，話し合いの進行はみなさんだけでやってみてください。スタッフは主に話し合いの後で，進行の仕方についてのアドバイスをします。

　「問題解決技法」の練習に取り組むにあたり，みなさんは，非常に難しいことをしているのではないかと心配になるかもしれませんが，そんなことはありません。簡単な問題で練習を始め，慣れてきたら徐々に複雑な問題に取り組んでいけばよいのです。時間はかかっても，必ずうまく問題を解決できるようになっていきます。いきなり複雑な問題を解決しようとはしないことを忘れないでください。たとえ小さな問題であっても，解決できたときはみんなでそれを喜び合うこと，解決できなくても各自が努力した点を褒め合うことが大切です。

　繰り返し練習し，「問題解決技法」を身につけていきましょう。いつの間にか「シート」なしでも，お互いの気持ちや考えを上手に伝え合える関係になることができます。

（喜田恒）

問題解決シート（記入例）

ステップ1：問題点と目標は何ですか？

ここに自分たちの言葉で問題点と目標を正確に書けるまで話し合いましょう。
よりはっきりさせるため，互いに質問をしましょう。大きな目標は，小さく分けて考えましょう。

問題点： 台所がきちんと片づかない

目　標： 洗い残しの食器をためないようにしよう

ステップ2：考えられる，さまざまな解決方法をリストアップしましょう─ブレインストーミング

あらゆるアイデアを自由にあげてください。あまりよくないと思われるものでも構いません。
周りの人にも助けてもらいましょう。このステップではそれぞれの利点・欠点については話し合わないでください。

1．お母さんが全部の食器を洗う

2．太郎と花子が順番にする

3．お父さんが全部の食器を洗う

4．食器洗い機を買う

5．各自が自分の食器を洗う

6．ホームヘルパーを頼む

ステップ3：リストアップしたすべてのアイデアの利点と欠点を，みんなで検討しましょう

アイデアそれぞれの利点と欠点を簡潔に話し合いましょう。メモを取る必要はありません。

ステップ4：最も適切で，実現可能と思われる解決方法を選びましょう

利用できる資源（時間，技能，お金，その他）のことも考えながら，最も適切かつ容易にできる解決方法を選び出しましょう。

毎食後，食器洗いを順番にする

ステップ5：ステップ4の解決方法をどのように実行していくか，具体的な計画を立てましょう

必要な資源を用意し，どのように対処するか計画を立てましょう。
難しいステップはロールプレイで練習しましょう。

1．毎食後10分以内で食器を洗う
2．太郎のときはお母さんが手伝ってあげる
3．太郎は花子からフライパンの上手な洗い方を習う，明日の午後に
4．明日から，お母さん→花子→お父さん→太郎の順番で洗う

進行状況を確認する日：次の日曜日の午後2時，家族ミーティングで

ステップ6：計画の実行過程を振り返りましょう

各自の努力を褒め合いましょう。各ステップでの過程を振り返ります。必要があれば計画を練り直したり，別の解決方法も検討したりしましょう。問題が解決され，目標が達成できるまで，問題解決技法を繰り返しましょう。

太郎はとてもよくがんばった，でも時間は15分くらいかかってしまったようだ

フライパンは教わった以上に上手に洗えた！

より手際よくできるよう，これから1か月続けてやってみよう

「リカバリーのためのワークブック」中央法規出版，2018年

問題解決シート

ステップ1：問題点と目標は何ですか？

ここに自分たちの言葉で問題点と目標を正確に書けるまで話し合いましょう。
よりはっきりさせるため，互いに質問をしましょう。大きな目標は，小さく分けて考えましょう。

問題点： _____

目　標： _____

ステップ2：考えられる，さまざまな解決方法をリストアップしましょう—ブレインストーミング

あらゆるアイデアを自由にあげてください。あまりよくないと思われるものでも構いません。
周りの人にも助けてもらいましょう。このステップではそれぞれの利点・欠点については話し
合わないでください。

_____

_____

_____

_____

_____

_____

ステップ3：リストアップしたすべてのアイデアの利点と欠点を，みんなで検討しましょう

アイデアそれぞれの利点と欠点を簡潔に話し合いましょう。メモを取る必要はありません。

ステップ4：最も適切で，実現可能と思われる解決方法を選びましょう

利用できる資源（時間，技能，お金，その他）のことも考えながら，最も適切かつ容易にでき
る解決方法を選び出しましょう。

_____

ステップ5：ステップ4の解決方法をどのように実行していくか，具体的な計画を立てましょう

必要な資源を用意し，どのように対処するか計画を立てましょう。
難しいステップはロールプレイで練習しましょう。

_____

_____

_____

進行状況を確認する日： _____

ステップ6：計画の実行過程を振り返りましょう

各自の努力を褒め合いましょう。各ステップでの過程を振り返ります。必要があれば計画を練
り直したり，別の解決方法も検討したりしましょう。問題が解決され，目標が達成できるま
で，問題解決技法を繰り返しましょう。

_____

_____

「リカバリーのためのワークブック」中央法規出版，2018年

第 **6** 章

コミュニケーションスキル

本章の要旨

　みなさんは，相手に言葉で自分の気持ちを伝えたり，頼み事をしたりするのが苦手だな，と思ったことはありませんか？　また，相手が自分のことをどう思っているのか不安になったり，人間関係がうまくいかないと思い悩んだりしたこともあるのではないでしょうか？

　思っていることすべてをそのまま口に出してしまうと，時には相手を傷つけたり，けんかになったりすることもあります。しかし，伝える必要があることを言わないでいると，いつまでたっても自分の考えていることが相手に伝わらず，人間関係がうまくいかなくなり，それによって大きなストレスが引き起こされることもあります。

　社会のなかで，少しでもストレスを軽くして生きていくには，周囲の人と上手にコミュニケーションをとっていくことが必要です。状況に応じた適切な言葉と態度で自分の気持ちを相手に伝えることができれば，自然と相手との関係性もよくなり，対人関係のストレスも軽くなるでしょう。ここでは，自分の気持ちを上手に伝えて，人間関係上のストレスを少なくしていけるような方法を学習します。

感謝の気持ちの伝え方

　何かをしてもらってうれしかったとき，感謝の気持ちを上手に相手に伝えることができれば，お互いの関係はよりよいものになります。ここでは，「感謝の気持ちの伝え方」というワークシートを利用して，日々の生活において感謝の気持ちを表現する練習をします。

136　Ⅱ　教材編

1 感謝を伝えるということ

　周囲の人に，その人のしてくれたことがどんなにうれしかったかを自然に伝えるのは，相手が身近な人であるほど難しいかもしれません。その人が何気なくしてくれることに対して，「とてもうれしい」と上手に伝えられれば，その人は感謝された・褒められたと感じ，「それじゃあ，もっとしてあげよう」という気持ちになるでしょう。こうしたコミュニケーションは，毎日の生活のなかで生じるさまざまなストレスをコントロールするうえでも，とてもよい方法なのです。

　私たちは周囲の人と助け合うことによって，日常生活を便利で快適に，楽しく過ごしています。「助け合い」といっても大げさなことではなく，大半の場合は毎日当たり前のようにしていることです。みなさんは，どんなことをしてもらえるとうれしいですか？

　ここでいくつか例をあげてみます。

料理を作ってくれる
家の掃除や洗濯を手伝ってくれる
買い物に行ってくれる
食器を洗ってくれる
話し相手になってくれる
相談したことにアドバイスをしてくれる
やっていることに興味をもってくれる
電話をかけてきてくれる
薬を取ってきてくれる
一緒に出かけてくれる
ペットの世話をしてくれる

　こうして例をあげてみると，私たちは周囲から実にさまざまな援助をしてもらっていることに気づきます。しかし，これらは，毎日あまりにも何気なく行われているために，私たちは相手に感謝の気持ちを伝えるのを，つい忘れてしまいがちです。そのうちにしてもらうことに慣れてしまい，このような小さなことではうれしい・ありがたいと感じなくなってしまうかもしれません。そして，ついには，このようなことをしてもらうのは当たり前だと思うようになってしまうかもしれません。

　感謝の気持ちを伝えるということは，ほんのささいなことではありますが，実は伝えられる側にとってはとてもうれしいものなのです。もし周囲の人たちが，自分のしたこ

とに関してまったく感謝の気持ちを表してくれなくなってしまったら，きっと私たちは何かをしてあげようという気持ちが薄れてしまうでしょう。または，感謝してくれないことに対して腹が立ってしまうこともあるかもしれません。

　自分がつらい思いをしているときには，家族や友人が何気なくしてくれる小さな心づかいに感謝するゆとりがない場合があります。むしろそのようなときには，嫌な思いをしたことのほうに目が行きがちです。周囲が善意からしてくれたことすら，悪いほうに考えてしまうこともあります。

　人間関係をスムーズにするための第1ステップとして，まずは周囲の人がみなさんにしてくれる小さな心づかいに目を向けて，相手に感謝の気持ちを込めた言葉をかけましょう。そうすることによって相手は「してあげてよかった」とうれしい気持ちになります。感謝の気持ちを込めた言葉は，互いの関係がうまくいくための潤滑油となるのです。

Q もし，自分がしてあげたことに対してその人がうれしかったと言ってくれたら，みなさんはどんな気持ちがしますか？

A

Q この数日間を思い出してみて，誰かが自分にしてくれたことでうれしかったことは何ですか？

A

138　Ⅱ　教材編

感謝の気持ちを伝えること自体はとても簡単で，誰にでもできることです。しかし，簡単なことであるがために，私たちはついこれを省略してしまいます。感謝をしているのは当たり前だから，いちいち言うのは照れくさいとか，言わなくてもわかってくれているだろうと考えてしまいがちです。簡単なことであっても，日ごろから言い慣れていないと，なかなかスムーズに言葉が出てこないものです。

　では，どのようにして感謝の気持ちを伝えればよいのか，次の例で見てみましょう。

> 　ある日，サキさんが疲れて仕事から帰ってきたとき，玄関に花が飾ってあるのに気づきました。サキさんの好きなピンクの花だったので，お母さんが飾ってくれたに違いありません。サキさんはその花を見て，疲れが少し和らいだような気がしました。夕食の後，サキさんはお母さんに，優しい調子で「玄関のお花，とってもきれいね。お母さんが飾ってくれたんでしょ。さっき帰ってきたとき気がついたんだけど，玄関にお花があるのっていいなあと思ったの」と，笑顔で話しかけました。お母さんは自分のしたことに気づいてくれたことがわかってうれしくなり，「じゃあ，今度からいつもお花を飾るようにしようかしら」と言いました。その後，2人はお花の話題で盛り上がり，楽しくおしゃべりをしました。

Q サキさんはお母さんにうれしかった気持ちをどのようにして伝えたでしょうか？

A

2 感謝の気持ちの伝え方

次のように感謝の気持ちを伝えるとよいでしょう。

(1)　相手に近づき，相手の顔を見て，笑顔で，優しい声の調子で話しかける

(2)　何をしてもらってうれしかったのかを，はっきりと具体的に伝える

(3)　自分のうれしい気持ちを，はっきりと言葉で伝える

第6章　コミュニケーションスキル　139

例えば，「うれしかった」「幸せだった」「楽しかった」「とても感激した」「ウキウキした」…といったような表現を積極的に使いましょう。照れていてはみなさんのうれしい気持ちは伝わりません。

❶感謝の気持ちを伝える練習

ではここで，誰かに何かをしてもらって，うれしい気持ちになったという体験を思い出してみてください。できるだけ最近の出来事がいいでしょう。

> **Q** うれしくなるようなことをしてくれたのは，誰ですか？
> それはいつ，どこであった出来事ですか？
> そのとき，どういう気持ちがしましたか？

A

❷ロールプレイで感謝の気持ちを伝える練習をしましょう

それではここで実際に，感謝の気持ちを伝える練習をしてみましょう。スタッフがいる場合は模範を見せますが，いない場合は，まず誰かが試しにやってみて，みなさんでよかった点や改善点について話し合ってください。

❸場面の再現による練習

感謝の気持ちを，より自然に相手に伝えるために，以前にあなたがうれしい気持ちになったという体験と，まったく同じ状況で練習してみましょう。そのことが起こったときと同じ場所，もしくはそれに似た場所に行ってみます。そして，そこで以前うれしいと感じた場面を再現し，感謝の気持ちを伝えてみましょう。そうすることによって，自分がどう感じたかを自然に相手に伝えることができるでしょう。

❹スタッフの模範例

スタッフが，感謝の気持ちの伝え方の模範例を示します。

❺参加者の練習

今度は，みなさんに実際にロールプレイをしてもらいます。

先ほどみなさんに，最近あったうれしかったことについてあげてもらいました。その場面を思い出して再現し，そのときにうまく伝えられなかった感謝の気持ちをここで伝えてみましょう。

❻フィードバック

みなさんにやってもらった感謝の気持ちの伝え方で，どこが特によかったか話してもらいます。

次に，こうしたらもっとよくなるという意見があればあげてください。そこに気をつけてもう一度ロールプレイで練習し，全員がよいと思える感謝の気持ちの伝え方ができるようにしましょう。

❼毎日の生活のなかでの実践

これで，周囲の人がしてくれたことに対して，自分の感謝の気持ちを表現する練習ができました。これを毎日の生活でも実践してください。その際には，142ページの「感謝の気持ちの伝え方」を参考にして，自分なりの表現を考えましょう。このページを拡大して目に付くところに貼っておくのもいいでしょう。

そして，周囲の人に感謝の気持ちを伝えることができたときには，それをノートに記録しておくとよいでしょう。記録には，143ページの「感謝の気持ちを伝えよう」のワークシートを使用してください。

次回のセッションでは，はじめにその記録をもう一度見直して，いつ，どんな場面で，誰に，どんな調子で感謝の気持ちを伝えたのかを報告し合いましょう。

みなさんのつけた記録は，他の人に見せたり，採点の対象になったりすることはありません。字の間違いや文章の上手下手などを気にせずに，安心して書いてください。記録は，自分がうれしかったことを相手に伝えることができた場面を，はっきりと思い出す手がかりになればいいのです。繰り返し練習し，感謝の気持ちを自然に伝えられるようになりましょう。

第6章　コミュニケーションスキル　141

感謝の気持ちの伝え方

1 相手に近づき，相手の顔を見て，笑顔で，優しい声の調子で話しかける

2 何をしてもらってうれしかったのかをはっきりと具体的に伝える

3 あなたのうれしい気持ちが具体的にどうだったのかをはっきりと言葉にして伝える
例えば，「うれしかった」「幸せだった」「楽しかった」「とても感激した」「うきうきした」…といったような表現を，恥ずかしがらずに積極的に使いましょう

「リカバリーのためのワークブック」中央法規出版，2018年

感謝の気持ちを伝えよう

曜日	うれしい気分にしてくれた人	どんなことをしてくれたのか	気持ちを伝えた言葉
月曜			
火曜			
水曜			
木曜			
金曜			
土曜			
日曜			

「リカバリーのためのワークブック」中央法規出版，2018年

上手な頼み方

1 上手に頼んでいますか？

　誰かに何かを手伝ってもらいたいとき，みなさんはどうやって頼んでいますか？　手伝う気になってもらえるように，上手に頼んでいますか？　もちろん，気持ちのいい頼み方をしたからといって，助けてもらえるという保証はありません。しかし，少なくともより上手な頼み方をすることによって，言い争いをしたり相手に嫌な思いをさせたりするのを避けることができるでしょう。

Q みなさんが誰かに助けてもらいたいと思っている問題を書き出してみましょう。

A

Q その問題について，誰かに頼んだことがありますか？

A
頼んだ人：

頼み方：

144　Ⅱ　教材編

Q 人に何かを頼むとき，特に気をつけているのはどんな点ですか？

A

....

....

....

頼み事をするとき，どのようにするのが一番よいかは，相手や状況によっても変わってくると思います。しかし，常識的には，何をしてほしいのかを明確に伝え，協力してもよいという気持ちになってもらえるように配慮された頼み方が，最も上手な方法だといえるでしょう。

では，どのように頼み事をすればうまくいくのか，次の例で見てみましょう。

> ○今日の同窓会に着ていく服を選びたいんだけど，手伝ってもらえないかしら？
> ○寝室の棚にこれを片づけたいんだ。2，3分手伝ってもらえると助かるんだけど。
> ○今日は職場でひどい目にあったよ。僕が上司とうまくいかないのは何が問題なのか，一緒に考えてもらえると，すごくうれしいんだけどな。

以上の表現は，頼み事の内容がはっきりとわかりやすく，直接的に表現されています。上手な頼み方には次のような表現が使われています。

> ～していただけませんか？
> ～だとありがたいのですが
> ～だとうれしいな

このように表現することで，もし手伝ってもらえたら自分がどのように感じるかを伝えることができます。相手や状況によっては，「～してくれる？」と短く言い表すこともできます。

第6章　コミュニケーションスキル　145

2 上手な頼み方

次のように頼み事をしてみるとよいでしょう。

(1) 相手に近づき，相手の顔を見て，笑顔で，優しい声の調子で話しかける

(2) 何をどうしてほしいのかを，はっきりと具体的に伝える

(3) もし頼み事を引き受けてくれたら，自分はどんな気持ちになるかということを相手に伝える

(4) 「〜していただけませんか？」「〜だとありがたいのですが」「〜だとうれしいな」などの表現を使う

❶上手な頼み方をする練習

上手な頼み方の練習のため，他の人に手伝ってもらいたいことを考えてみましょう。

> **Q** 他の人に手伝ってもらいたいことはありませんか？
> なるべく日常的な事柄で，具体的な頼み事を考えてください。

> **A**
>
>

❷ロールプレイで上手に頼み事をする練習をしましょう

それでは，ここで実際に，上手に頼み事をする練習をしてみましょう。スタッフがいる場合は模範を見せますが，いない場合は，まず誰かが試しにやってみて，みなさんでよかった点や改善点について話し合ってください。

❸場面を設定しての練習

より自然な場面をつくって，いかにも日常で起こりそうなことについて練習しましょう。実際に頼み事をする場面に行くか，もしくは似たような場所に行って練習します。そこで話し合ったことについて実際にやってみて，うまくいくかどうか確かめてみま

146 Ⅱ 教材編

しょう。

❹スタッフの模範例

スタッフが，みなさんのなかの1人に対して頼み事をしてみます。

❺参加者の練習

今度は，みなさんに実際にロールプレイをしてもらいます。

先ほどみなさんに，誰かに手伝ってもらいたいことをあげてもらいました。その場面を想定して，ここで実際に頼み事をしてみましょう。

❻フィードバック

みなさんに，今の頼み方のどこが特によかったかを話してもらいます。

次に，こうしたらもっとよくなる，という意見があればあげてください。そこに気をつけてもう一度やってもらい，全員がよいと思える頼み方ができるようにしましょう。

❼毎日の生活のなかでの実践

ここまでのところで，上手な頼み方について練習してもらいました。今度は日常生活のなかで練習してみましょう。練習の前には，148ページの「上手な頼み方」を参考にして，自分なりの表現を考えましょう。このページを拡大して，目に付くところに貼っておくのもいいでしょう。そして，次のセッションで検討できるように，「上手に頼み事をする」のワークシート（149ページ）を使って記録をしてください。

このワークシートは，誰かに何かを頼んだときの場面を，毎日1回記録するようにしています。次のセッションでは，はじめにこのワークシートを見直して，いつ，どんな場面で，誰に，どんな頼み方をしたのかを報告し合いましょう。

このワークシートは，点数をつけたり他の人に見せたりするものではありません。そのときの状況がすぐに思い出せるように書いてあればいいのです。繰り返して練習し，上手に頼み事ができるようになりましょう。

上手な頼み方

1　相手に近づき，相手の顔を見て，笑顔で，優しい声の調子で話しかける

2　何をどうしてほしいのかをはっきりと具体的に伝える

3　もし頼み事を引き受けてくれたら，自分はどんな気持ちになるかということを相手に伝える

4　「～していただけませんか」「～だとありがたいのですが」「～だとうれしいな」などの表現を使う

「リカバリーのためのワークブック」中央法規出版，2018 年

上手に頼み事をする

曜日	頼み事をした相手	何をどうやって頼んだのか	頼まれた相手の反応
月曜			
火曜			
水曜			
木曜			
金曜			
土曜			
日曜			

「リカバリーのためのワークブック」中央法規出版，2018年

嫌な気分を軽くするために

1 嫌な気分に気づこう

　嫌な気分というのは，不安や怒り，あるいは悲しい感情がわきおこること，がっかりした状態，欲求不満がたまった状態，もしくは心配でたまらないといった気分のことです。このような状態は，多くの場合ストレスがたまっているという警告であり，何とか対処しなくてはなりません。

　嫌な気分を軽減させるためには，まずは嫌な気分になっていることに気づき，次に何が問題になっているのかを正確に知る必要があります。そのうえで，自分がどういう状況でどんなことに困っているのかを，上手に相手に伝えることが必要です。しかし，相手を非難したり，脅したり，文句を言ったり，わざと無視したのでは，相手にも嫌な思いをさせ，さらに問題を大きくしかねません。自分の気持ちを上手に伝えながら，相手の気持ちや意見も尊重することが，今後もよい関係性を保っていくうえで重要となります。

　では，嫌な気分を軽くするためには，どのようにして相手に自分の状況を伝えればよいでしょうか？　困っていることについて話をしている例を，次に二つあげます。どちらが早く問題を解決できそうでしょうか？

　A　ある日，マリコさんは娘が学校でいじめにあっていることを知り，ショックを受けてしまいました。どうしたらいいかわからず，夫が帰ってきたら相談しようと思いました。しかし夫がなかなか仕事から帰ってこないため，マリコさんはとてもイライラしてきました。

　午前０時前になって夫がやっと帰宅したとき，マリコさんは夫に向かって強い調子で言いました。「どうしていつもいつも，こんなに遅くなるの!?　私のことなんかどうでもいいんでしょ！　娘のことも全部私に押し付けて。少しは家族のことも考えてくれたらどうなの！」

150　Ⅱ　教材編

B ある日，マリコさんは娘が学校でいじめにあっていることを知り，ショックを受けてしまいました。どうしたらいいかわからず，夫が帰ってきたら相談しようと思いました。しかし夫がなかなか仕事から帰ってこないため，マリコさんは，どんなふうに話しをしたら心配事が伝わり，相談に乗ってもらえるかを考えてみました。

　午前0時前になって夫がやっと帰宅したとき，マリコさんは夫に向かって困っている様子で言いました。「今日も遅くまで大変だったわね。お仕事で疲れているところ悪いんだけど，実は娘の友人関係で困っていて，どうしたらいいかわからないの。少しでもいいから相談に乗ってもらえないかしら？」

Q 次の問いにあてはまるのはどちらでしょう。
1．問題がはっきりわかるのは？
2．どのように感じているのかがよくわかるのは？
3．問題が解決できそうなのは？
4．今後もよい関係が続きそうなのは？

A

1．A or B　　　　2．A or B

3．A or B　　　　4．A or B

Q 嫌な気分の原因となっている問題について誰かに話すとき，どのように話をするのが最もよい方法だと思いますか？

A

第6章　コミュニケーションスキル　151

2 嫌な気分を軽くするために

次のように進めると効果的です。

(1) 相手の顔を見て，今の自分の感情にふさわしい真剣な態度で話しかける

(2) 何がストレスになって嫌な気分が生じているのかを正確に伝える

(3) そのことについてどのように感じているのかを話す

(4) 問題を解決するために相手にどうしてほしいのかを伝える

どんなふうに伝えたら，相手が協力してくれそうかを考えてみましょう。

その際には「上手な頼み方」（148ページ）を使うとよいでしょう。

❶嫌な気分になっていることを伝え，周囲の人に手伝ってもらいながら問題を解決する練習

ではここで，最近何か嫌な気分を感じるような出来事があったかどうか思い出してみてください。

Q 最近何か嫌な気分を感じるような出来事がありましたか？
それを伝えることによって，周囲の人の助けを借りることができそうなものがあればあげてください。

A

❷ロールプレイで嫌な気分を伝える練習をしましょう

それではここで実際に，嫌な気分を伝える練習をしましょう。スタッフがいる場合は模範を見せますが，いない場合はまず誰かが試しにやってみて，みなさんでよかった点や改善点について話し合ってください。

❸場面を設定しての練習

より自然な場面を設定して，いかにも日常で起こりそうなことについて練習しましょう。実際にロールプレイを行う前に，150・151ページの例AとBをよく読んで，どのように嫌な気分を表現して助けを求めるのが効果的かを考えましょう。ここでは，問題点を相手に確実に伝えるところまでを練習します。実際にその問題点を解決する際には，「問題解決シート」（157ページ）を使用します。

❹スタッフの模範例

スタッフが，実際に嫌な気分を表現してみなさんに助けを求めてみます。

❺参加者による練習

今度は，みなさんに実際にロールプレイをしてもらいます。

先ほど最近あった嫌な気分になるような出来事をあげてもらいました。その場面を思い出しながら，どうして嫌な気分になったのか，相手にどうしてほしいのかを伝えてみましょう。

❻フィードバック

みなさんに今やってもらったロールプレイで，どこが特によかったかを話してもらいます。

次に，こうしたらもっとよくなるという意見があればあげてください。そこに気をつけてもう一度やってもらい，全員がよいと思える，嫌な気分の伝え方ができるようにしましょう。

❼実生活での練習

これで，嫌な気分になっていることを伝えて助けを求める練習ができました。

次は，みなさんに毎日の生活のなかで実践してもらいます。このときには，155ページの「嫌な気分を軽くするために」をよく見直すようにしてください。このページを拡大して目に付くところに貼っておくのもいいでしょう。最初は簡単な問題から始め，練習を繰り返して自信がついた時点で，もう少し複雑な問題にとりかかるようにしましょう。

実践できたことは，次のセッションで検討するため，156ページの「嫌な気分を軽くするために」のワークシートに記録しておいてください。このワークシートは，点数を

第6章　コミュニケーションスキル　153

つけたり他の人に見せたりするものではありません。それほど厳密に書かなくてもいいので，自分で見て状況が思い出せるようにしておきましょう。

　嫌な気分を相手に伝えて助けを求め，問題を解決するということは，最初は難しいと感じるかもしれません。ですが，練習を重ねていくうちに自然にできるようになっていきます。嫌な気分を引き起こしている問題がはっきりしたら，今度は「問題解決シート」（155ページ）を使って問題を解決するようにしましょう。

（千野由里子）

嫌な気分を軽くするために

1　相手の顔を見て，今の自分の感情にふさわしい真剣な態度で話しかける

2　何がストレスになって嫌な気分が起こっているのかを正確に伝える

3　そのことについてどのように感じているのかを話す

4　問題を解決するために相手にどうしてほしいのかを伝える
　その際には「上手な頼み方」を使うとよいでしょう

「リカバリーのためのワークブック」中央法規出版，2018年

嫌な気分を軽くするために

曜日	嫌な気分の原因となる出来事	どんな気分になったのか？	嫌な気分を軽くするために どうしたのか？
月曜			
火曜			
水曜			
木曜			
金曜			
土曜			
日曜			

「リカバリーのためのワークブック」中央法規出版，2018年

問題解決シート

ステップ1：問題点と目標は何ですか？

ここに自分たちの言葉で問題点と目標を正確に書けるまで話し合いましょう。
よりはっきりさせるため，互いに質問をしましょう。大きな目標は，小さく分けて考えましょう。

問題点：＿＿＿＿＿＿＿＿＿＿＿＿＿＿＿＿＿＿＿＿＿＿＿＿＿＿＿＿＿＿＿＿＿＿＿

目　標：＿＿＿＿＿＿＿＿＿＿＿＿＿＿＿＿＿＿＿＿＿＿＿＿＿＿＿＿＿＿＿＿＿＿＿

ステップ2：考えられる，さまざまな解決方法をリストアップしましょう―ブレインストーミング

あらゆるアイデアを自由にあげてください。あまりよくないと思われるものでも構いません。
周りの人にも助けてもらいましょう。このステップではそれぞれの利点・欠点については話し
合わないでください。

＿＿＿

＿＿＿

＿＿＿

＿＿＿

＿＿＿

ステップ3：リストアップしたすべてのアイデアの利点と欠点を，みんなで検討しましょう

アイデアそれぞれの利点と欠点を簡潔に話し合いましょう。メモを取る必要はありません。

ステップ4：最も適切で，実現可能と思われる解決方法を選びましょう

利用できる資源（時間，技能，お金，その他）のことも考えながら，最も適切かつ容易にでき
る解決方法を選び出しましょう。

＿＿＿

ステップ5：ステップ4の解決方法をどのように実行していくか，具体的な計画を立てましょう

必要な資源を用意し，どのように対処するか計画を立てましょう。
難しいステップはロールプレイで練習しましょう。

＿＿＿

＿＿＿

＿＿＿

進行状況を確認する日：＿＿＿＿＿＿＿＿＿＿＿＿＿＿＿＿＿＿＿＿＿＿＿＿＿＿＿＿＿

ステップ6：計画の実行過程を振り返りましょう

各自の努力を褒め合いましょう。各ステップでの過程を振り返ります。必要があれば計画を練
り直したり，別の解決方法も検討したりしましょう。問題が解決され，目標が達成できるま
で，問題解決技法を繰り返しましょう。

＿＿＿

＿＿＿

＿＿＿

「リカバリーのためのワークブック」中央法規出版，2018年

第 **7** 章

認知行動療法の実際
──幻聴・妄想・強迫観念への対処方法──

本章の要旨

　幻聴や妄想，強迫観念などをはじめとしたこれらの精神症状は，なかなか周りの人に理解されづらいうえに，当事者にとっては日常生活に大きな支障となり，精神的にも苦痛となる非常に不快な体験です。これらの症状には抗精神病薬の服用が効果的ですが，同時に当事者であるみなさんや支援者の方々の，不快な体験に対する「正しい理解」と「適切な対処法」を持ち合わせておくことも症状軽減に非常に役立ちます。

　本章では「幻聴」「妄想」「強迫観念」とは何かということに関し理解を深めたうえで，みなさんの日常生活の妨げとなる不快な体験に対する個別の対処法を考え，身につける練習を行いましょう。最初はうまくいかないかもしれませんが，テキストの流れに沿って繰り返し行いながら，少しでも自分らしく，充実した生活を送るために，みなさんにとって最適な対処法を見つけていきましょう。

持続する幻聴への対処法

1 幻聴とはなんだろう

　みなさんは毎日の生活のなかで，いないはずの人の声が聞こえてくることはありませんか？

　その声は次々とみなさんの行動や考えを批判したり，悪口を言ったりしてきませんか？

　「幻聴」は，実際には存在しない音声や人の声がさまざまなかたちで聞こえてくることであり，統合失調症などでよくみられる精神症状の一つです。内容は人それぞれ，多

158　Ⅱ　教材編

岐にわたりますが，自分の考えていることが声となって聞こえてくるものや，自分の考えや行為を批判したり悪口を言ってくるもの，なかには車の音や換気扇の音などが人の声に聞こえてくるなど内容や形式は本当にさまざまです。

みなさんのなかには，幻聴に邪魔をされて日常生活を普段通り送れなくなっている人もいるかもしれません。

2 幻聴を評価しよう

どうでしょう，生活のなかで思いあたる節があるでしょうか？

では，みなさんにはどのような幻聴がありますか？　誰の声でしたか？　それは何をしていたときに聞こえてきましたか？　どのような精神状態だったでしょうか？

自分らしくより充実した生活を送るためには，まずはみなさんが幻聴を現実の声としっかり区別することが重要です。そして幻聴の内容を，家族や主治医をはじめとした支援者の方々と共有することはとても大切です。まずは下の質問に答えてみましょう。

Q 幻聴は誰の声で聞こえてきますか？　それは男の人ですか？　女の人ですか？

A

第7章　認知行動療法の実際―幻聴・妄想・強迫観念への対処方法―　159

Q その声はどんなことを言ってきますか？

A

Q その声は私が話す声よりもはっきりと聞こえますか？　それとももっと小さいですか？

A

Q 何をしているときにその声は聞こえてきますか？

A

Q 周りの人にもその声は聞こえていると思いますか？

A

Q その声はどこから聞こえてきますか？

A

Q なぜあなたにはそのような声が聞こえるのだと思いますか？

A

3 幻聴日記をつけてみよう

　次に，みなさんに幻聴日記をつけてもらいます。いつ，どんなときに，どんな幻聴が聞こえてきたか，そしてそのときどう感じたかを書いてください。できるだけ詳しく内容や状況を書きましょう。

幻聴日記

日付・時間	どんな幻聴でしたか？	何をしていたときですか？	どう感じましたか？
例） 〇月×日 △時頃	「お前なんて死んでしまえ」という声が聞こえた。	人ごみのなかを歩いていたとき。	悲しくなった。

「リカバリーのためのワークブック」中央法規出版，2018年

4 　幻聴への対処法を考えてみよう

　みなさんは幻聴のために物事への集中力を失ったり，気分が滅入ってしまったり，時に幻聴の命令に従ってしまうなど日常生活に大きく支障が出た経験がありませんか？
そして幻聴はコントロールできないと思ってあきらめてはいませんか？

　先ほどの幻聴日記を振り返って，自分の幻聴の特徴や傾向はありませんでしたか？
幻聴はそのときの状況や感情に応じて変化することに気づいている人もいるでしょう。
幻聴には主治医の先生が処方してくれているお薬も大変効果的ですが，それ以外にも幻聴を弱めたり，小さくしたりできる対処法があります。

　もしかしたらみなさんもこれまで無意識のうちに自分なりの対処法を試してきたかもしれません。幻聴をコントロールするうえで対処行動は非常に重要です。ここでは他の人が幻聴を減らすのに役立ったという対処法をいくつか紹介します。参考にしながら，自分なりの効果のある対処法をリストアップしましょう。

❶音楽を聴く

　好きな音楽を聴くことは幻聴の不快さを減らすようです。にぎやかな音楽が一番だと

いう人もいます。人によっては気分がゆったりするような音楽がいいという人もいます。幻聴から気をそらすには，ポータブル音楽プレイヤーにイヤフォンやヘッドフォンを使用して聴くのがよいという人も多いようです。ポータブル音楽プレイヤーを持っていないときは，自宅のパソコンを使ってインターネットの音楽動画や，ラジオ，ステレオなどを使うとよいかもしれません。この場合，音が大きすぎて家族や近隣の住民に迷惑がかかったり，パソコンを独占することで同居している家族に迷惑がかかるなどの問題が出てくる可能性があるため，他者への配慮が必要です。

❷読書・ゲーム・映画鑑賞など趣味に没頭する

楽しく熱中できることを探したり，何かに集中することにより幻聴の不快感が軽くなります。

❸体を動かす

楽しくスポーツに参加するのが有効であるということは，多くの人が認めています。無理なく楽しめる範囲で行うことが大切です。

❹歌を歌う，誰かと会話する

誰かとおしゃべりしたり，好きな歌を歌うなど，声を出すことによって幻聴が和らぐという人もいます。

❺幻聴に集中する

自分で幻聴を引き起こしてみることにより，幻聴をコントロールしやすくするという人もいます。幻聴の声や大きさ，質，内容に集中して聞き取ろうとすることにより，かえって幻聴を少なくできる場合もあるようです。

❻頓服薬を飲む

対処法をいくつか試してみて効果がなかったら，外来主治医から処方されている頓服薬を内服するのも一つの方法です。一度にたくさんのお薬を飲んだりはせず，用法・用量を守るようにしましょう。

上記を参考にあなたの幻聴への対処法を書き出してみましょう。
具体的で実行可能なものをできるだけ多く書いてみましょう。

第7章　認知行動療法の実際—幻聴・妄想・強迫観念への対処方法—　163

私の幻聴への対処法は・・・・

----

5 幻聴対処日記を書いてみよう

　では，みなさんが考えた幻聴への対処法が，実際どれくらい有効であったのかを幻聴対処日記（165ページ）を使って評価し，自分にとってより効果のある対処行動を見つけていきましょう。

　記載方法は簡単です。幻聴日記と同様に，

① 　幻聴が始まった日時を記録します。

② 　どんな幻聴だったのかを記録します。

③ 　次に，その幻聴が聞こえてきたときにどんな対処法をとったのかを記録します。

④ 　最後の列に，その対処法がどのくらい有効だったのかを0～10の数字で記録します。

　幻聴対処日記を使いながら，あなたにとって効果的な幻聴への対処法を日々ブラッシュアップしていきましょう。

幻聴対処日記

対処法がどのくらい有効だったかの程度＝0：全く無効　5：少し有効　10：非常に有効

日時	どんな幻聴でしたか？	どんな対処法をとりましたか？	どれくらい有効でしたか？
例) ○／× △時	部屋にいたら「お前はだめなやつだ」と繰り返し聞こえてきた。	気分転換に近所をウォーキングした。	8：歩いているうちに幻聴が消えていった。
／			
／			
／			
／			
／			
／			
／			
／			
／			
／			
／			
／			
／			

「リカバリーのためのワークブック」中央法規出版，2018年

持続する妄想・強迫観念への対処法

1 妄想・強迫観念とはなんだろう

　みなさんのまわりには「バスに乗ると運転手が決まって嫌がらせをしてくるんだ」とか，「街ゆく知らない人が口々に私の悪口を言ってくるの」といった，みなさんから見たら「果たして本当かしら？」と疑いたくなるような理由で外出ができなくなったり，疑心暗鬼になっている人はいないでしょうか。

　あるいはみなさんのなかで，特に根拠もないのに「誰かを包丁で刺してしまったらどうしよう？」「誰かを自動車で轢いてしまったらどうしよう？」などと他人へ危害を加えるかもしれないという恐怖から，周囲とのかかわりを拒み，日常の行動も消極的になっている人はいないでしょうか。

　妄想とは「自分自身に関連した，事実無根の内容にもかかわらず確信をもって信じること」をいいます。幻聴と同様に，やはり統合失調症などでみられる精神症状の一つです。

　「他人から嫌がらせをされる，狙われている」などの被害妄想，「自分は高貴な生まれである」「世界的な大発明をした」など自分の能力や価値を過大評価する誇大妄想，「悪魔に乗り移られた」「狐が憑いた」などの憑依妄想など内容や種類は多岐にわたります。

　また，強迫観念とは，「繰り返ししつこくあたまにこびりついている考えや，衝動（急に何かをしたくなる），イメージ（映像や声など）で，不安や恐怖，不快感を引き起こすもの」をいい，取り払おうと思ってもなかなか取り払うことができません。こちらも例をあげると枚挙にいとまがないほどです。

2 妄想について話し合ってみよう

　みなさんやみなさんの周りにも，妄想・強迫観念に苦しみ，自分の望むような日常生活を送れていない人がいるかもしれません。特に妄想の場合は，周囲から見たら荒唐無稽に見えることでも当の本人は「心の底から」信じているのですから，解決することは

そう簡単ではありません。ここからはターゲットを「妄想」に絞って話を進めましょう。

みなさんの周りに妄想で苦しんでいる人がいたら，本人が真剣に信じていることを笑い飛ばしたり，「それは妄想で病気の症状だよ」の一言で片づけてはいけません。その瞬間から，「この人は私の苦しみをわかってくれない」とあなたに心を閉ざし，何も語らなくなってしまうでしょう。

その人が生活のなかで「どんなことに苦しんでいるのか，困っているのか」，またそれは「いつからなのか」「きっかけは何か」など，まずはしっかり話を聞いてあげることが重要です。

よくよく丁寧に話をするなかで，その人が困っている問題が，背景や状況を考えれば誰でも了解可能な間違い，誤解であることがわかることもあるかもしれません。最初から妄想と決めつけることなく，よく話を聞くことで問題が客観化され，「あなた」という別の視点が入り，解決のきっかけがつかめるかもしれません。

Q あなたが日常的に困っている問題・悩んでいる問題は何ですか？

A

第7章　認知行動療法の実際─幻聴・妄想・強迫観念への対処方法─　167

Q それはいつからはじまりましたか？

A

Q きっかけ，原因は何ですか？

A

Q それによってあなたの生活にどのような影響がありますか？

A

Q あなたが考える解決策は何かありますか？

A
....
....
....

Q あなたが抱える問題を「それはあなたの思い込みだ」という人がいるとしたら，
その人を信じ込ませる証拠はどんなものがありますか？

A
....
....
....

3 妄想について吟味してみよう

　前項であげられた困っている問題（妄想）についての詳細な聴取を踏まえ，今度はそれを一緒に吟味していきましょう。

　困っている内容（妄想）をできるだけ詳細かつ具体的に書き出し，それが「正しいと証明する証拠」と「間違っていると証明する証拠」を家族や支援者の方と協力しながら出し合いましょう。このとき，相手を言い負かすことが目的ではないので相手の意見は否定せず，思いつくだけ書き出してみましょう。このように話し合ったり，吟味を繰り返すなかで少しずつ問題を軽くしていくきっかけをつくりましょう。

困っていること	肯定的証拠	否定的証拠
例）TVのニュースで自分のことが放映されている。	・気になっている話題ばかり取り上げられる。 ・自分のことを馬鹿よばわりした。	・TVの放送内容はずいぶん前から決まっているはず。 ・TV局が私に注目する理由が見あたらない。 ・母も一緒にTVを見ていたが，誰も私のことは馬鹿にしていないと言っていた。

重度の思路障害への対処法

1 あなたの言葉は相手に伝わっていますか？

みなさんは毎日誰かと話をしていますか？　何についての話をしますか？

その話は相手にちゃんと伝わっていますか？　えっ？　考えてみたこともなかった？

では尋ねてみましょう。「私の言っていることがよくわかりますか？　伝わっていますか？」と。そのように質問された家族や支援者の方も，もし相手の話でわかりにくいところがあれば，具体的かつ丁寧に指摘してあげましょう。早口でわかりにくければ「もう少しゆっくり話したほうがわかりやすいよ」とか，もし話の道筋があちこち脱線するようであれば，「今はAの話をしていたけれど，突然Cの話になったね。Aの続きはどうなったの？」と元の線路に引き戻してあげましょう。

また，次々と話題が広がっていってしまう人に家族や支援者から話しかけるときには，できるだけ端的で，答えが一つに絞りやすいような話し方をするよう心がけましょう。たとえば「今日の調子はどう？」と聞くよりは，「何時に起きたの？」「朝ご飯は何だった？」と具体的な質問がよいかもしれません。

相手の話を「うんうん」「そうだね」と積極的に傾聴することは，相手との関係を築くうえでとても大切な方法ですが，理解することが難しければ「どういう意味？」「今のは少しわかりにくかったな」と正直に相手に伝えることはコミュニケーションを有意義なものにするために必要です。

誰かが指摘しなければ，相手はいつまでたっても「伝わっていない」ことに気づかないまま一人よがりのコミュニケーションを続けることになってしまい，それはとてももったいないことです。

2 三行日誌を活用してみよう

話が次々と脱線したり，展開に脈絡がなかったりするような話し方をする人は，考えの道筋（思路）に問題があると考えられます。そのため話が上手にまとまらなかったり，一方通行なコミュニケーションとなってしまうことが多いようです。家族や支援者の人に協力してもらいながら，話をシンプルに，わかりやすく伝える練習をしていきましょう。

その練習の一環として，毎日の「三行日誌」（173ページ）を活用することをお勧めします。日誌は自分の考えや思っていることをアウトプットするいい練習になりますし，紙とペンがあればいつでもどこでもできるので簡単です。

でもいくつかポイントがあります。その日の気分で，書きたいことを好きなだけ書いていてはあまり意味がありません。その日書きたいテーマを「三つ」だけに絞り，なおかつ決められた分量でおさめるようにしましょう。そして，それを家族や外来の主治医など支援者に見てもらい，コメントをもらうことが大切です。それらを繰り返すことで，考えの筋道が整理され，「自分の伝えたいこと」を相手にわかりやすく伝えることができるようになるでしょう。また，自分で書いた日誌を見直すことで会話のときには気づかない，みなさんのコミュニケーション上の問題点，改善点のヒントを見つけることができるかもしれません。さて，日誌を書く際のポイントをまとめます。

第7章　認知行動療法の実際―幻聴・妄想・強迫観念への対処方法―　171

① できるだけ毎日同じ時間に書くようにしましょう
② 毎回同じ形式の用紙を使いましょう
③ 内容は自由ですが相手への伝わりやすさを意識して書きましょう
④ 相手の立場に立って自分でも読み返してみましょう

　家族や支援者のみなさんは，積極的傾聴を心がけながら，「内容はわかりやすいか」「字は見やすいか」「枠からはみ出していないか」など，具体的で明確なアドバイスを返してあげてください（下記の記入例を参考にしてください）。

(三上敦弘)

三行日誌 (記入例)

(○) 月 (×) 日 (△) 曜日　天気 (晴れ)

・今朝起きた時間：　7 時 15 分
・今朝の食事：食パン，ハム，目玉焼き，コーヒー

三行日誌
(その日したこと，食べたもの，感じたことなどを自由に三つ書きましょう)

例)・わたしには霊がついている。あさごはんがおいしかった。

　　・お母さんと買いものに行った。

　　・ともだちと合いたい。

「リカバリーのためのワークブック」中央法規出版，2018年

(アドバイスの例)

・一行目には二つのことがかいてあるね。一行あたり一つの内容にしてみよう。

・お母さんと買い物はどこにいったの？　何か買った？

・おともだちと会いたいんですね。合うという漢字は「会う」が正しいですね。

三行日誌

( ) 月 ( ) 日 ( ) 曜日　天気 (　)

・今朝起きた時間：　　　時　　　分
・今朝の食事：

三行日誌
(その日したこと，食べたもの，感じたことなどを自由に三つ書きましょう)

....

....

....

「リカバリーのためのワークブック」中央法規出版，2018年

第 **8** 章

早期警告サイン
──再発を防ぐために──

本章の要旨

　精神疾患の治療を受けている人や家族が最も心配なことは，「また症状がぶりかえしてきたらどうしよう」ということではないでしょうか？

　この章では，再発の原因となるものは何か？　また再発に先立つ「早期警告サイン」にはどんなものがあるのか？　サインが現れたらどうしたらよいのか？　ということについて考えます。

　次章のクライシスプランはステップ１に相当しますが，早期警告サインのみを明確に把握することで，再発予防に向けて，本人の注意を一層引き出すのに役立ちます。

　再発徴候は前にも経験していたものがほとんどです。自身の体験をよく振り返って，自分だけの「早期警告サイン」を見つけましょう。

早期警告サインに気づこう

　どんな病気であっても，「早期発見・早期治療」が望ましいということは一般的に知られています。病気の初期段階で集中的な治療を行うことによって，症状の悪化や慢性化などの多くの問題を避けることができますが，これは精神障害においても同様です。もし，みなさんが再発の徴候と思われるような早期警告サインに気づくことができれば，その段階で適切な援助を受けることができ，不快な症状のために生活が乱されるのを防ぐことができます。

1 ストレスサインと早期警告サイン

　みなさんの早期警告サインには，多くの共通点があります。最初のサインは，その人

174　Ⅱ　教材編

が過度のストレスにさらされたための反応として現れることがしばしばあります。

　まず，ここでストレスについて考えてみましょう。みなさんにとっては，どのようなことがストレスになるでしょうか？　ストレスとは，一言で言えば「変化に適応するために心身にかかる負担」のことです。あまり生活のなかで大きな変化はないと思っている方でも，季節の移り変わりや人間関係の変化など，変化のない生活はありません。つまり，ストレスは誰にでもいつもあるということです。

　図8－1は，ストレスの推移を示したもので，上に行くほどストレスが高くなります。通常，私たちは日常生活でストレスを受けつつも，適度に解消しながらコントロールしています。しかし，ストレスがその蓄積やライフイベント（試験，就職，家族が亡くなるなど）などによって過度に高くなり，薄いグレーのストレスサインの部分に入ると，さまざまなストレスによる反応が出現します。さらにストレスが高くなり濃いグレーの部分に入ると，早期警告サインが出現するようになり，最終的に限界値のラインを超えると再発に至ってしまいます。再発する前に，ストレスサイン・早期警告サインの段階で対処をすることが必要なのは，こういった理由によります。

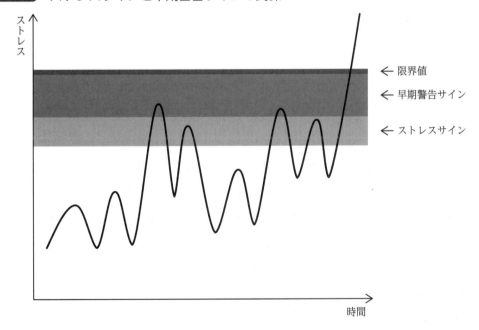

図8－1　ストレスサインと早期警告サインの関係

　ストレスによる反応の例としては，睡眠や食欲の変化，緊張感やイライラ，頭痛や腰痛，疲労感などがあります。このような症状は人それぞれ異なりますが，これこそがしばらく休養したほうがよいというストレスサインなのです。

ストレスサインとしての身体的反応
不眠
食欲の亢進または減退
不安感
緊張感
イライラ
頭痛
腰痛や肩こり
疲労感

Q みなさんにとって，過度なストレスにさらされていることを示すストレスサインとはどのようなものですか？

A 私によくあるストレスサインは，

このストレスサインがどれくらいの頻度で現れるのかは，そのときにさらされているストレスの程度によります。みなさんがこのようなストレスサインに気づいたときには，次回の主治医・担当スタッフや家族とのミーティングでこのことを話し合い，ストレスの原因となっている問題への対処方法を探すことが大切です。たとえそのときには健康上の問題がなくても，慢性的なストレスから次第に深刻な健康問題へと発展していくことがありますから，早くこのストレスサインに気づいて適切な対策をとることが重要です。継続的に高いストレスにさらされると悪化する病気はたくさんあります。心臓病，喘息，胃潰瘍，糖尿病，てんかん，そしてがんなども，ストレスによって悪化するといわれています。

2 ストレス以外の再発の原因

ここまで，ストレスが高くなると再発を起こしやすくなるということについてお話し

てきました。しかし，すべての再発がストレスによって引き起こされるわけではありません。再発を引き起こす原因は，他にもいろいろと知られています。みなさんが知っているものをあげてみましょう。

Q 再発に関係しているものにはどんなものがありますか？

A

いくつ思いつきましたか？　重要なものを次にあげてみました。

> 抗精神病薬を飲まなくなること
> 身体上の健康問題（不眠，風邪など）
> 大量のアルコールを飲むこと
> 危険ドラッグ，覚醒剤を使用すること

以上のような再発を起こしやすくする要因は，できるだけ避けるように心がけましょう。

早期警告サインの実際

ストレスの高い状態が続いたり，大量のアルコールを飲んだり，抗精神病薬を飲まなくなったりすると，脳の化学反応のバランスが崩れ，精神疾患の再発の早期警告サインが現れます。再発の早期警告サインはストレスサインとよく似ていますが，早期警告サインには，みなさんが苦痛や不快に加えて生活上の困難を感じるという特徴があります。

みなさんの病気の始まりのときも，最初は何となく元気がない，表情が冴えない，家にひきこもるなど，誰にでも起こり得るようなことから始まったのではないかと思います。再発についても同じことがいえて，一般的には，最初から幻聴や被害妄想などといった明らかな症状が出てくるのではありません。そのため，後からよくよく振り返ってみると「何となく元気がなかっただけ」と思っていたことが，実は早期警告サイン

第8章　早期警告サイン——再発を防ぐために——　177

だったということがあります。なかなか見極めることは難しいですが，普段と違う様子が何日も続くことがあれば，早期警告サインではないかと考えてみてください。

　わかりやすい早期警告サインには以下のものがあります。

再発の早期警告サイン
仕事，趣味，友人との交流に興味がなくなる
家族や友人といつものようにかかわれなくなる
忘れっぽくなる
集中力がなくなる
リラックスができなくなる
不眠
極端におしゃべりになったり，無口になったりする
周囲の状況が以前とは変わってしまったように感じる
感じ方が変わったように思える
緊張したりイライラすることが多くなる
頭痛や身体の一部の痛みが続く

　このなかで，みなさんの早期警告サインにあてはまるものはあったでしょうか？　このように，再発が起こる直前に，いくつかの特徴的な早期警告サインが見られることがわかっていただけたと思います。早期警告サインは，人によって異なるので，自分はどういうサインが現れるのかを知っておくことが大切です。そのサインは自分自身でないとわからないようなものも含まれるので，あらかじめみなさんの早期警告サインを，友人，家族，学校の先生，仕事仲間や主治医など周囲の人にも共有をしておくことが必要です。

　また，自分で気づく前に周囲の人が，何か普段と様子が違うと気づくこともあると思います。特に，みなさんの一番身近で生活されている家族や友人はその違いに気づきやすいと思いますので，気をつけてみておいてもらうことが大切です。もしみなさんや周りの人が，このような早期警告サインに気づくことができれば，早急に適切な対応をとり，症状の悪化，精神疾患の再発を防ぐことができるようになります。

　以下に，早期警告サインへの対処の実例をあげてみます。早期警告サインは数字を含めて具体的に考えておくことがポイントです。

178　Ⅱ　教材編

テツオさんは入院する2週間前から不眠や集中力欠如といった問題があり，他の人と話すのがおっくうになっていました。そこで私たちは，テツオさんの早期警告サインがどのようなものであるかをもう少し詳しく話し合い，テツオさんのサインは以下のものであることがわかりました。

テツオさんの早期警告サイン
1．睡眠が2時間以上減ることが3日間続く
2．読書が5分以上できなくなる
3．部屋に4時間以上閉じこもることが3日間続く

Q 先ほどの例をお手本にして，みなさんの早期警告サインを見つけ，それらがどのようなものか書き出してみましょう。

A

　これらのサインがはっきりしたら，「早期警告サイン」の用紙（182ページ）に書いておきましょう。

早期警告サインに気づいたら

1 具体的な対処方法

　早期警告サインが実際に見られる前に，サインに気づいたらどうしたらよいのかをはっきりさせておくことが必要です。具体的にどんな援助をしたり，してもらえばよいのかは，みなさんのそのときの生活状況によって異なります。

　多くの場合に有効なのは，日常生活のなかでストレスの原因となるさまざまな問題に対して有効な解決策を探す問題解決技法です。問題解決シート（183ページ）を日頃から活用して，早期警告サインに気づいたときの対処方法やその手順を，具体的に決めて

第8章　早期警告サイン――再発を防ぐために―― 179

おくことが有用です。

　また，幻聴が聞こえそうになったときに，ヘッドホンでお気に入りの音楽を聴くのも
いい方法です。この場合，どのCDの何曲目，誰の何という曲，あるいは，どのフレー
ズを繰り返し聴くというように，具体的に決めておくことが大事です。いったん調子が
悪くなってからでは，いい解決法が思い浮かばなかったり，その通りに実行できないこ
ともあります。できるだけ手順も練習しておきましょう。もう少し複雑な事例について
は，「Ⅱ─第9章クライシスプラン」で練習します。

　「早期警告サイン」の用紙（182ページ）にサインが現れたら何をするべきかという
行動計画を書いてください。たとえば，次のようなものです。

早期警告サインが見られたら，私は，
●スマートフォンとイヤホンを用意する
●音楽再生アプリを立ち上げて，SMAPの"世界に1つだけの花"を聴く
●「そうさ僕らは」から先は，一緒に口ずさむ

---

2 早期警告サイン用紙の置き場所

　早期警告サインがいつ起こるのか，予測することはできません。1週間後かもしれま
せんし，何か月も先，あるいは何年も先かもしれません。「備えあれば憂いなし」と消
極的にとらえるのではなく，普段から健康に気をつけている人でも風邪を引くことがあ
るのと同じで，必ず起こり得るものに備えるという，具体的な手順を用意しておくとい
う考え方が大切です。したがって，早期警告サインが現れた際の行動計画をずっと覚え
ておくわけにはいきませんが，早期警告サインが現れたらすぐにこの行動計画を実行に
移すために，早期警告サインの用紙は常に目につきやすいところに置いておくことが必
要です。

　一つの方法は，早期警告サインの用紙をコピーして，治療チームのメンバー全員に渡
しておくことです。また，自分の机の前や冷蔵庫の扉，トイレのドアなど，目につきや
すいようなところに貼っておいてもいいでしょう。

　早期警告サインについて，みなさん自身，さらに主治医や担当スタッフに加え，一緒
に住んでいる人たち，親しい友人，家族，隣人，仕事仲間，同級生，学校の先生などに
も知っておいてもらう必要があるかもしれません。かかわっている人はそれぞれ，リス
トにある自分の名前の横に，計画を忘れないために何をするべきかを書いてください。

180　Ⅱ　教材編

みなさんの主治医や担当スタッフは，診察などで会うたびにみなさんの早期警告サイン
をチェックし，患者さんの状態がすぐに判断できるようになります。

> みなさんの早期警告サインを発見し援助してくれる人たちが，この計画を
> 知っていて，覚えてくれていることを確かめましょう。

（鈴木航太）

早期警告サイン

氏名 　　　　　　　　記入日 　年 　月 　日

私の早期警告サインは

1. _____

2. _____

3. _____

サインのどれかに気づいたら，私は

a) _____

b) _____

c) _____

d) _____

私の主治医は 　　　　　　　　　電話番号

私の担当スタッフは 　　　　　　　　電話番号

私の家族で連絡するのは 　　　　　　　　電話番号

もし私が私の障害や治療について不安があれば，すぐに以下の人に連絡します。

名前 　　　　　　電話番号

「リカバリーのためのワークブック」中央法規出版，2018年

問題解決シート

ステップ1：問題点と目標は何ですか？
ここに自分たちの言葉で問題点と目標を正確に書けるまで話し合いましょう。
よりはっきりさせるため，互いに質問をしましょう。大きな目標は，小さく分けて考えましょう。

問題点： _____

目　標： _____

ステップ2：考えられる，さまざまな解決方法をリストアップしましょう―ブレインストーミング
あらゆるアイデアを自由にあげてください。あまりよくないと思われるものでも構いません。
周りの人にも助けてもらいましょう。このステップではそれぞれの利点・欠点については話し合わないでください。

_____

_____

_____

_____

_____

ステップ3：リストアップしたすべてのアイデアの利点と欠点を，みんなで検討しましょう
アイデアそれぞれの利点と欠点を簡潔に話し合いましょう。メモを取る必要はありません。

ステップ4：最も適切で，実現可能と思われる解決方法を選びましょう
利用できる資源（時間，技能，お金，その他）のことも考えながら，最も適切かつ容易にできる解決方法を選び出しましょう。

_____

ステップ5：ステップ4の解決方法をどのように実行していくか，具体的な計画を立てましょう
必要な資源を用意し，どのように対処するか計画を立てましょう。
難しいステップはロールプレイで練習しましょう。

_____

_____

_____

進行状況を確認する日： _____

ステップ6：計画の実行過程を振り返りましょう
各自の努力を褒め合いましょう。各ステップでの過程を振り返ります。必要があれば計画を練り直したり，別の解決方法も検討したりしましょう。問題が解決され，目標が達成できるまで，問題解決技法を繰り返しましょう。

_____

_____

「リカバリーのためのワークブック」中央法規出版，2018年

第**9**章

クライシスプラン

本章の要旨

　精神疾患には，再発の不安が常につきまといます。しかし，早期警告サインを理解し，当事者もしくは周囲の人々がそれに気づき，再発の危機を早めに解決できるようになれば，大きな問題にならずにすむでしょう。

　またさまざまなストレスに留意することは，再発の予防になります。

　本章では，再発の危機を未然に防ぐためのクライシスプランの作成について，具体例を交えながら解説していきます。クライシスプランは，再発や入院を繰り返すケース，救急入院を要するケース，医療観察法による通院をするケース等，当事者のみならず，支援者が多施設にまたがるため，情報を共有する必要のある場合などの際に役立ちます。非常に重要な章なので十分に理解し，日々の治療や支援に活用していただきたいと思います。

再発の危機──早期発見と予防

　規則的な服薬の習慣も身につき，社会復帰に向けて安定した状態を保っているときに，ふと不安になることといえば，再発に関する問題が多いのではないでしょうか？どんなに安定していても，また明らかな誘因がなくても，不意に再発の危機が訪れる可能性があることは，残念ながら否定できません。

　しかし，ほとんどの場合，再発につながる危険度が高くなる数日前もしくは数週間前から，その徴候が明らかになっているものです。ですから，日頃から注意していれば，「危ない状態にあることを早めに知らせるサイン（以下，「早期警告サイン」という）」に，当事者もしくは周囲の誰かが気づくようになり，深刻な再発に至る前の適切な対処ができるでしょう。これからの説明を十分に理解して，家族や友人と一緒に再発の危機を早めに気づいて対処し，解決する方法を身につけましょう。それは不調時の対処計画

184　Ⅱ　教材編

（以下，「クライシスプラン」という）となります。

　本章では，早期警告サインを見つけること，ストレスを正しく理解すること，再発の危機（以下，「クライシス」という）に対し自己管理のために事前にすべきことなどを示します。それらの作業を実際に行う際には，順序や段階に留意する必要があります。本文に示したワークシートなどを実際に活用しながら，より精度の高い危機管理能力を身につけ，安心安全な生活が送れるようにしましょう。本文には具体的な事例を提示し，かかわり方や面接の方法，クライシスプラン作成上のポイントなどを明示しましたので，ぜひ参考にしていただきたいと思います。

　今後みなさんに起こるかもしれないクライシスにすばやく対処し，危機を避ける方法を当事者，家族，そして支援するすべての方々に習得していただきたいと思います。

1 危機管理のための話し合いの実際

　Ⅱ—第8章の「早期警告サイン」を，入院中や外来治療の段階で見つけておくことがとても大切です。専門のスタッフと具合の悪くなったときにどのようなことがあったか振り返ってみましょう。再発は当事者やご家族にとって本意ではないはずです。安定してよい状態を維持するために，危機に対する対処法を考えてみましょう。自分らしい生活をしていくために危機に対してなるべく早い段階で対処できるよう次頁のワークを通じて生活を考えてみましょう。

自分らしい生活をするための作業（ワーク）

Q1. 自分を大切にするために私ができることやしたいことは何でしょうか？
（私の希望・夢「こんな生活がしたい」「こんなことがしたい」を記載しましょう）

Q2. 私の得意なこと，好きなこと（ストレングス）

Q3. 将来の目標
①大きな目標（長期目標）

②とりあえずの目標（短期目標）

Q4. 現在の生活の満足度を確認しましょう。

	満足度(%)	満足度を上げるためにしてみること
住居		
健康		
仕事/学業		
生活		
家族関係		
友人関係		
お金		
娯楽や趣味		

Q5. よい状態のときの自分はどのような生活リズムでしょうか？
（Ⅱ－第11章を参考に週間行動記録表（222ページ）を記載してみましょう）

Q6. よい状態を維持するためには，どのような方法があるか考えてみましょう。

Q7. 具合が悪いときにあなたを支援してくれるスタッフは誰でしょう？

Q8. 具合が悪いときにスタッフにはどのようなことをしてもらいたいでしょう？

誰に？

どのようなこと？

Q9. 現時点で解決しなければならない問題や課題はありますか？　優先順位をつけて書き出
してみましょう。

1.

2.

3.

「リカバリーのためのワークブック」中央法規出版，2018年

～○○さんのクライシスプラン～

《クライシスプラン》　　氏名：＿＿＿＿＿＿＿＿　　作成者：＿＿＿＿＿＿＿＿

退院後に予想される体調や症状と，そのときの対応方法を一緒に考えてみましょう

場面・状況		病状変化のサイン	本人・家族の対処方法	支援者のかかわりと対応
1	軽度			
2	中度			
3	重度			
4	最重度			

各関係機関の担当者と連絡先			多職種によるサポート組織図・エコマップ
機関名	担当者	連絡先	
①			
②			
③			
④			
⑤			
⑥			コメント

私は，上記の計画を共同で作成し，計画実施に同意します。

平成　　年　　月　　日

氏名：＿＿＿＿＿＿＿＿＿＿＿＿

「リカバリーのためのワークブック」中央法規出版，2018年

このワークにあるQ&Aを通じて，実際にクライシスプランを作成しましょう。早期警告サインの中でも，自己対処可能なサインと自己対処困難なサインを3〜4段階に分けてクライシスプランを作成してみます。また，多職種によるサポート体制や，関係機関の担当者やその連絡先を記入して，誰に相談するかも明確にしておきましょう。

2 クライシスプラン作成の実際

クライシスプランの作成の視点は，「早期警告サインに気づいたら○○する」ではなく，「早期警告サインが軽度の段階で，それ以上悪化させないために○○する」です。早期警告サインが現れてから慌てて対処を考えていては大変な思いをしてしまいます。あらかじめ，起こり得る早期警告サイン，それに対する対処法，支援者とのかかわりをみんなで話し合い，共有しておくとよいでしょう。

クライシスプランをつくるステップ
ステップ1　早期警告サインを思い出す（経過を振り返り，早期警告サインを共有する）
ステップ2　早期警告サインが現れたときに，それ以上悪くならないようにするための対処法を考える
ステップ3　早期警告サインが現れたときに，支援者にしてほしい対応，支援者にできることを考える

●ステップ1　経過を振り返り，早期警告サインを共有する

まずは，体調が悪くなったときや何か問題が起きたときは，それに至るまでの経過を丁寧に振り返りましょう。初めは，いきなり体調が悪くなった，問題が起きたように感じることでも，丁寧にそのときの状況や気持ちなどを語りながら経過を振り返ると，体調や問題は「徐々に」悪化していく，つまり「段階」があることに気づくはずです。ここでのポイントは，より今に近い過去のことから確認をすることです。一番遠い過去，サインの程度でいえば軽度サインから聞くと思い出すのが大変ですが，重度サインに該当するような，一番具合の悪かったとき，問題が大きかったときにどんな状態で，どんな気持ちだったのかを確認してから，「その前にはどんなことが起きた？」「いつもと違う気分はなかったか？」などと質問をして，徐々に段階をさかのぼっていくと思い出しやすいかもしれません。

第9章　クライシスプラン　189

経過を振り返っても，思い出せない場合や，そもそも具合が悪いときのことを覚えていない場合もあると思います。そのときには，近くでその経過を見ていたご家族や，定期的に様子を見ていた主治医や訪問看護師などの身近な人に，「悪化する経過のなかでどんな変化があったのか」を確認するとよいでしょう。軽度サインは，「声が聞こえる」や「嫌がらせをされている」といった症状の悪化よりも，「夜，なかなか寝付けない」や「食欲がない」など日常生活の変化があり，生活課題として自覚できることが多いようです。

●ステップ2　早期警告サインが現れたときの対処方法を考える

　ある程度，早期警告サインを共有できたのであれば，次はそのサインが現れたときに，どんなことを考え，どのような行動をすると，そのサインがなくなったり，それ以上悪化しなくなるのかを話し合ってみましょう。

　これまでの経験のなかで，既にとってきた対処があって，そのときにうまく対処ができたのであれば，それを参考にするとよいと思います。モヤモヤした気持ちが，スッキリした気分に変わったことがあるなら，そのときにとった行動や考え方を参考にしましょう。また，主治医やご家族に気分転換の方法を教わったことがあるなら，その方法を思い出してみましょう。サインが現れたときを想定して，そのときに実際にできることを考えるとよいかもしれません。もしもご家族が一緒に生活しているのであれば，サインが現れたときにご家族がとる対処行動も一緒に考えられるとよいでしょう。

●ステップ3　早期警告サインが現れたときに，支援者にしてほしい対応，
　　　　　　支援者にできることを考える

　早期警告サインが現れたときには，自分だけで対処して状態や問題が落ち着くこともあります。しかし自分だけで対処しても，なかなか落ち着くことができずに困ってしまうこともあると思います。悪化の程度でいえば，軽度のサインには自分や家族だけで対処することができても，中度，重度のサインが現れたときには対応しきれないかもしれません。それを想定して，かかわっている支援者にどんなことをしてほしいか，どんなことができるのかを話し合いましょう。こんな早期警告サインが現れたという情報を共有することや，それに対する対処方法を一緒に行うことなどをあらかじめ決めておきましょう。支援者の対応を知っていることは，たとえサインが出現してもきちんと対応してくれるという安心感につながると思います。

3　作成したクライシスプランをどう利用するか？

作成したクライシスプランをどのように利用するのかについても，作成に携わった人と共有しましょう。たとえば，自宅の目に入りやすいところ（冷蔵庫など）にクライシスプランの用紙を貼り，自分で早期警告サインが現れていないかどうかを確認できるとよいでしょう。また，訪問看護師やホームヘルパーが家に来たときや，診察の場面で主治医の先生と話すときに，今の体調チェックを目的に使うのもよいと思います。

サインや対処方法は，時間の経過や体調に応じて変わってくるものだと思います。一度作成したものでも，新しいサインがあったときや対処方法が変わったときなどは，きちんと作り直して，新しいものをみんなで共有しましょう。

4　クライシスプラン作成事例

作成の方法について実際の例をみてみましょう。ここでは，精神科病院を退院するときにクライシスプランを作成したマリさんの例です。

＜クライシスプラン作成までの経過＞

マリさんは37歳の女性で，アパートで一人暮らしをしています。

マリさんは自分が周りから嫌がらせを受けているという気持ちになることがあり，それを理由に，夜眠れない日があったり，気分のよいときと悪いときの波が激しく，上手に感情をコントロールできなくなったりすることがあり，現在も定期的に精神科病院に通院して，薬を飲んでいます。通院のほかに，週に1回の頻度で訪問看護の利用や病院の作業療法に来てリハビリを行ったり，何か困ったことがあったときには，市の保健師さんに相談をしたりしていました。

ある日，マリさんは，自宅近くのコンビニで，大声で怒鳴ったり，突然泣いたりと混乱してしまい，かけつけた保健師さんに連れられて病院を受診し入院しました。

入院して2か月がたった頃，退院を前に，マリさんは病院のスタッフと入院前の状態を振り返ることにしました。

●ステップ1

マリさんに，入院となる前にどのように体調が悪化したのかについて伺うと，はじめのうちマリさんは「いつの間にか具合が悪くなって入院したんだよね」「妹とか看護師

第9章　クライシスプラン　191

さんには、『入院時は何言っているかわからないほど、ぐちゃぐちゃな状態だったよ』と言われた」などと話され、当時のことをあまりよく思い出せないでいるようでした。ですが、何度か時間を設け、丁寧に話を聞いていくと「被害妄想があった」「全然眠れなかった」「たくさんの感情があふれた」などと、体調が悪くなった当時の様子が少しずつ語られるようになりました。

　そこで、本人から語られた「被害妄想」や「眠れなかった」「たくさんの感情」などの曖昧な言葉に対して、「それはどんな感覚でしたか？」と聞いていったり、「体調がよいときには起きなくて、悪いなと感じるときには起きることはありましたか？」「体調のよいときが10点だとすれば、そのときは何点くらいでしたか？」など、語られた一つひとつの症状を噛み砕き、マリさんの言葉で、具体的に説明していただくようにお願いをしました。するとマリさんからは「被害的っていうか、なんか後ろから誰かに見られているような感じかな」「いつもは21時くらいには寝ているのに、23時になっても全然寝られなくて困っていた」「怒りや悲しみがあふれて意識とは別に涙が出ちゃったときもあった」などと、徐々に体調が悪くなるにつれて現れていた早期警告サインと思われる体験がいくつか出てきました。

　これまでのマリさんの入院時の様子は、とても混乱しており、テンションが高かったり、他の人に対して攻撃的になったり、突然泣いてみたりと、気分の波が激しく、マリさん自身がそのときのことを覚えていないほど、体調は悪いことが多かったのです。そこで、マリさんの自宅での生活をよく知っている市の保健師や訪問看護師、電話やメールなどでやりとりをしていた妹、主治医や病棟の看護師などにも、具合が悪くなっていたマリさんはどんな様子であったのかを聞くことにしました。すると、マリさん自身も「あっ、確かにそうだったわ」と思い出すことや、「えっ、そんな状態だった？」と驚くようなことがあり、自分では気づくことのできなかった早期警告サインを把握でき、マリさんも改めて自身の体調がどれほど悪かったのかを自覚できていたようでした。

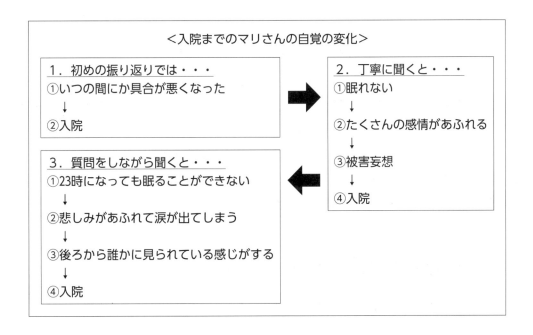

　悪化する経過の一番初めに現れる軽度サインについては，はっきりと思い出すことは難しかったため，いくつかの早期警告サインの例を紙に書き，マリさんが例と同じようなサインを実感したことがあるかどうかを確認する作業を行いました。マリさんも提示したサインの例を選択しながら，少しずつ，入院する前に起きていた生活のなかでの困り事，変化について語り出し，いつもはできるはずの部屋の片づけやゴミの整理ができなくなることや，奇抜な服装になること，口調が荒くなって他者と喧嘩をしてしまうこと，気分があがったときには人にプレゼントをしたくなることなど，ファッションや人とのコミュニケーションの仕方に関する変化などが早期警告サインであることを共有することができました。

●ステップ2
　まずは，これまでの生活で，実際にマリさんがとってきた対処法を伺い，そのなかで効果のあったものを取り上げ，改めて対処法として記載をしていきました。すでにマリさんは自分なりにいくつかの対処法をもっており，無意識のうちに体調が悪いときには心がけていたことがあったようです。それらに加え，入院中に，主治医や看護師，作業療法士などとかかわっていたなかで新たに獲得した対処法などについても確認し，その対処が，退院後の生活でも自ら選択できるかどうかなどを検証しながら追加していきました。得意な絵を描くことやコミュニケーション力を活かして支援者に助けを求めること，服薬をすることなどの対処法も，マリさん自ら提案されました。

第9章　クライシスプラン　193

●ステップ3

これまでの入退院歴を振り返っても，重度や最重度の早期警告サインが現れたときには，マリさん自らが対処をとることは難しいため，家族や保健師，訪問看護師などが早期警告サインに気がついて，マリさんに対処を促すことや，各機関で情報を共有しながら早期に受診につなげることが必要であると思われました。

そこで，退院の前に，マリさんを含めた支援関係者が集まる話し合いの場を設け，作成したクライシスプランを配布し，家族の役割や支援者のかかわりと対処について相談し，クライシスプランのなかに追記をしていきました。

5 クライシスプラン作成のポイント

クライシスプランを作成するときに，押さえておきたい大切なポイントは，大きく分けて四つあります。

クライシスプラン作成のポイント
1 当事者の言葉や表現をそのまま書くこと
2 早期警告サインが出現すると日常生活にどのような影響があるのかを書くこと
3 対処方法として「できること」を書くこと
4 作成したものをできるだけ家族や支援者で共有すること

❶当事者の言葉や表現をそのまま書くこと

一つ目は，当事者の用いる言葉や表現をそのまま書くことです。これは他でもなく，当事者がつくる当事者のためのプランであることを理由としています。当事者の言葉や表現で作成されたものほど，当事者が使いやすいものになるというわけです。

マリさんの場合には，気分が高揚したときのことを「いつもと比べて気分がよくなりすぎる，何でもできると思い込む，自分を特別な人間だと感じる」と述べ，注察妄想のことを「後ろから誰かに見られている感覚」と述べています。また睡眠障害のことを「朝5時前に起きてしまう，夜23時になっても寝むれない」と表現していたため，それをそのままクライシスプランに記載しています。

幻聴という症状一つをとっても，「誰かの声」「変な声」「神の声」「天の声」など当事者によってその表現はそれぞれ異なります。当事者が幻聴を正しく理解していないとき

194　Ⅱ　教材編

や，そう呼んでいないのにもかかわらず，クライシスプランの早期警告サインに「幻聴」と記されていても，自らその早期警告サインを自覚することはなかなかできないはずです。そういう意味でも，実際に使う方の用いる言葉や表現を活かして作成しましょう。

❷早期警告サインが出現すると日常生活にどのような影響があるのかを書くこと

　二つ目は，早期警告サインは日常生活のなかで感じる変化に注目して見つけることです。それも，具体的な生活課題としてのサインを見つけるとなおよいでしょう。精神症状の悪化は，生活課題として日常生活に現れることが多く，症状でとらえるよりも具体的な生活課題としてサインをとらえたほうが，当事者も家族も悪化のサインを確認しやすいからです。「症状の出現」をより具体的にするためには，その症状があることで「どんな生活のしづらさ」があるのかを話し合う必要があります。

　マリさんにおいては，躁状態による判断能力の低下という症状ですが，生活上では幻聴や妄想があることによって，「5000円以上お金を使う日が3日以上続く」といった金銭管理能力の低下という課題が出てきたり，気分の浮き沈みがあるという症状が「空腹を感じず，食事量が減る」という食事の課題や，「人にモノをプレゼントする，口調が悪くなる」などの対人関係上の課題に現れました。また妄想に支配されると，「作業療法に来なくなる」「夜中に出かける」「奇抜な服装」が出現しています。認知機能の低下は「ゴミの整理ができない」「服をたためない」などの日常生活スキルの低下につながったりしていました。

　そういった日常生活上でわかる早期警告サインや対処方法を一緒に考えることで，より具体的なプランとなり，生活のなかでサインをとらえやすく，適切なタイミングで適切な対処をとることができると思います。

❸対処方法として「できること」を書くこと

　三つ目は，対処方法として「できること」を見つけることです。これには，その方の強みに注目するストレングスモデルという視点を用います。強みに注目して対処法を考えたほうが，対処法が浮かびやすいという理由のほかに，当事者が「とることのできる対処」でなければ，実際に早期警告サインを確認したときに対処できないという二つの理由があります。

　マリさんの場合は昔，ホームヘルパーとして就労経験があり，「掃除機をかけてリフ

レッシュする」という対処法や，美術大学を卒業して自らの作品を自宅に飾っており，「絵を描いて気持ちを落ち着かせる」など，マリさんの強みを活かした対処法を考えました。

　また，人とコミュニケーションをとることが得意なマリさんの強みと，マリさんを支える地域支援者が多いという環境的な強みを活用して，「○○に相談する」という対処も多く記載されています。マリさんが，掃除機をかけることが苦手だったら，絵を描けなかったら，対人関係に課題があって人に相談することが苦手だったら，これらの対処法は成立しません。

　このように当事者の強みを対処法に活かせれば，早期警告サインが出現した際にも焦らず，対処することができます。つまり，対処法を検討するときには，その人自身の強み，そして周りの環境の強みをきちんととらえたうえで，考えなければなりません。

　また，クライシスプランの様式は当事者の理解度や特性に合わせた工夫をするとよいでしょう。たとえば，理解力に乏しい方には，簡単な表現や書き方の工夫が必要です。マリさんのように，早期警告サインの度合いによって，記載事項の色を信号の青→黄→赤のように変えるなどの方法があります。一例を次ページのシートに示しておきますので参考にしてください。

❹作成したものをできるだけ家族や支援者で共有すること

　四つ目は，作成したクライシスプランを当事者，家族，支援者と共有することです。これはこのプランが当事者のためのプランであることに加えて，家族や支援者がそのプランを理解しておく必要があるからです。本人の体調悪化を知らせるサインが何で，その対処法は何なのかを家族や支援者が把握しておき，日々のかかわりのなかで，そのサインの出現を早期に感じ取って当事者に伝えることができたり，サインが現れたときの対処を促したり，一緒に対処法を考えて取り組んだりすることができるとよいでしょう。

　また，体調悪化のサインが現れたときに困らないように，家族や支援者が行う対処法を予め決めておけば，安心してかかわりをもてます。それがクライシスプランを共有する大きな意味だと思います。さらに，体調悪化のサインは重度になればなるほど，そのサインに当事者自身が気づけずにいることが多く，当事者の近くで体調悪化の経過を見ていた家族や支援者の助言がクライシスプラン作成に必要なことがよくあります。マリさんの場合も，退院前の話し合いのなかでクライシスプランを共有し，サインや対処法を追加したり，実際に支援者が行う対応について検討しています。

～マリさんのクライシスプラン～

《クライシスプラン》　　氏名：マリさん　　　　作成者：マリさん，他支援者

退院後に予想される体調や症状と，そのときの対応方法を一緒に考えてみましょう

レベル		病状変化のサイン	本人・家族の対処方法	支援者のかかわりと対応
1	軽度	・漠然とした不安感の出現 ・いつもと比べて気分がよくなり過ぎる。テンションが高い ・何でもできると思い込む ・自分の服をきちんとたたんで，しまうことができない ・使ったものを出しっ放しにする ・ゴミなどの整理ができなくなる ・母のことを思い出し，悲しくなったり，虚しくなったりする	・掃除機をかけてリフレッシュ ・家にある本を読んで落ち着く ・家の周りを散歩して気分転換 ・友人と遊んでリフレッシュ ・保健師さんに電話相談する ・妹に電話で話を聞いてもらう ・頓服薬（リスパダール液）を内服する ・家族はそれぞれ各関係機関に情報提供して，相談する	・左記のサインが出ていることをマリさんに伝える ・マリさんの相談にのり，一緒に症状に対する対策を考える．気分のリフレッシュ方法を一緒に行う ・スタッフ間で情報共有 ⇒必要時，○○病院へ報告 　（相談員の△△さん）
2	中度	・空腹を感じない（食事量が減る） ・漠然とした憂うつ感，恐怖心 ・後ろから誰かに見られている感覚 ・朝5時前に起きてしまう ・夜23時になっても寝れない ・外来OTを週1回休む ・奇抜な服装（ベレー帽や厚手のコート） ・5000円以上使う日が3日以上続く ・テンション高く，人に話しかける ・口調が荒い（声が大きくトーンも高い）	・絵を描いて気持ちを絵に表す ・追加眠剤（レボトミン）を内服する ・眠剤の使用状況をチェックする ・保健師さんに電話し対処を相談 ・相談員の△△さんに電話して日常会話 ・妹に電話し話を聞いてもらう ・外来OTのスタッフに対処を相談 ・家族はそれぞれ各関係機関に情報提供して，相談する	・訪問看護師/ホームヘルパーさん/保健師さんは随時本人の相談にのり，一緒に対策を考える．また，必要時には頓服の使用状況を把握し頓服薬や眠剤の服用を促す ・スタッフ間で情報共有 ⇒必要時は○○病院へ報告 　早めの受診，薬の調整をする 　必要時休息目的の入院検討
3	重度	・攻撃的になり，口調が荒くなる ・薬を飲まない（なのに元気） ・イライラして神経質になる ・感情失禁（怒りや悲しみ）→涙 ・自分を特別な人間だと感じる ・夜中に出かける（ほぼ毎日） ・人にモノをプレゼントする ・踊ったり，歌ったりする	・頓服薬（リスパダール液）を内服する ・臨時で○○病院を受診 ・テンションがあがりっぱなしで本人は何も対応できない（こちらの促しにも応じない）可能性大 ・家族が異変を感じたら→保健師・相談員△△さんに連絡（家族→直接相談員△△さんでもOK）	・サインが出ていることを伝える ・頓服薬（リスパダール液）服用を促す ・訪問看護/ホームヘルパー/保健師さんの判断で○○病院へ電話し，受診調整 ⇒○○病院は診察の対応，場合によっては休息目的もしくは，危機介入目的の入院検討
4	最重度	・週に1度も外来OTに来ない ・連絡もなく受診に来ない ・何もしたくない ・パニック状態（話が一方的で止まらない） ・会話が不成立（質問に答えず別の話になる） ・支離滅裂状態（色々な言葉が次々に出る）	・何も対処できない可能性大 ・家族が異変を感じたら→保健師へ連絡→保健師から○○病院に連絡（家族→直接，相談室でもOK）	・訪問看護/ホームヘルパー/保健師さんの判断で○○病院へ電話し，受診もしくは入院調整 ⇒○○病院は診察対応し，危機介入目的の入院検討

各関係機関の担当者と連絡先

機関名	担当者	連絡先
①□□市保健師	□□さん	000-000-0000
②■■訪問看護	■■さん	000-000-0001
③○○ヘルパー	○○さん	000-000-0002
④○○病院外来OT	▲▲さん	000-000-0003
⑤○○病院	○○先生	000-000-0004
⑥○○病院相談室	△△さん	000-000-0005

サポート図

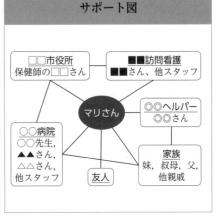

コメント

私は，上記の計画を共同で作成し，計画実施に同意します。

平成　　年　　月　　日

氏名：

「リカバリーのためのワークブック」中央法規出版，2018年

地域での包括的な治療について

1 地域での包括的な治療

　包括的なメンタルヘルスケアを行うことは，よりよいストレスマネジメントが可能となり，危機を避けることにつながります。

　専門スタッフとともに作成したクライシスプランをケア会議等で共有し，支援者が同じスタンスでかかわることができれば，当事者は安心して家庭での生活を維持することができるでしょう。危機管理の主要なステップを理解し，クライシスプランを自宅の冷蔵庫などに貼り，気軽に確認できるツールとして，再発予防のお守りとして活かしていただきたいと思います。

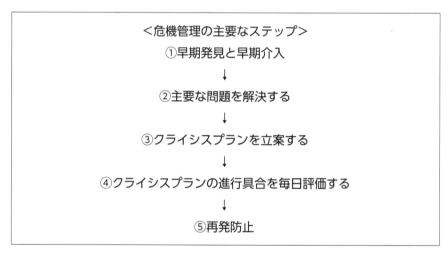

2 家庭でクライシスプランを実行するときの社会資源

　クライシスプランの実行にあたっては，事前に社会資源状況を把握しておくことが必要です。これを確認するために次の社会資源のチェックリストが参考になります。それぞれの項目の「ある」「ない」，もしくは「できる」「できない」などのいずれかに○をつけ，チェックリストの設問で「ない」「できない」を選択した場合は，それをテーマにして話し合いましょう。そして危機介入時に利用できる社会資源を増やしておきましょう。

　「早期警告サイン」についていろいろな角度から検討し，先々起こるかもしれない大きな危機を予防しましょう。たとえ危機に適切に対処できないことがあったとしても，

生活目標はしっかり心に刻んでおきましょう。

（今村剛久・桑原純一朗・佐久間啓）

危機介入における社会資源のチェックリスト

項目	内容	選択肢
1. 援助者への連絡	みなさんを担当するチームの誰かにすぐ連絡できますか？	できる／できない
2. 主治医への連絡	主治医，もしくは代わりの医師にすぐに電話で相談ができますか？	できる／できない
3. 行政（保健師）への連絡	地域の保健所や保健センターなどに具合が悪くなったときすぐに電話で相談できますか？	できる／できない
4. 周囲への協力	①家族以外の人たち，たとえば近所の人や友人，職場の同僚などにストレスを軽くするお手伝いをお願いできますか？ ②緊急時に援助を頼める人がいますか？	できる／できない いる／いない
5. 福祉サービス利用（グループホーム・ショートステイ等）	適切なサポートが得られ，食事を出してくれる施設はありますか？	ある／ない
6. 子どもや高齢者など家族のケア	代わりに世話をしてくれる人がいますか？	いる／いない
7. 仕事と経済力	入院する場合，仕事を休んだりしても入院費や生活費の確保はできますか？	できる／できない
8. 同様の経験者の有無	周りに同じような危機介入を受けた経験のある人はいますか？	いる／いない

「リカバリーのためのワークブック」中央法規出版，2018年

第10章

事前指示

本章の要旨

　私たちが病気で具合が悪くなったときには，どういう治療を受けるのがよいかを自分で決めたり，自分の考えを伝えたりすることが，うまくできなくなることがあります。そのようなときのために，受けたい治療，受けたくない治療，治療を受けたい病院，自分の治療についていっしょに考えてもらいたい人，自分の治療について代わりに決めてもらう人などをあらかじめ決めておく，「事前指示」についてご紹介いたします。みなさんも，どのようなときにでも自分の望む治療を受けることができるようにするため，「事前指示」を作成してみましょう。作成する際には，信頼できる精神医療福祉の専門家に手伝ってもらうとよいでしょう。

「事前指示」とは

　治療を受けるときには，医療者からその治療の内容について十分な説明を受け，その内容を十分に理解したうえで，その治療を受けることに同意するというプロセスが必要です。このような，治療に対する十分な説明，説明された内容の十分な理解，理解に基づく同意という一連のプロセスを「インフォームドコンセント」と呼びます。しかし，精神疾患がある場合，その症状の影響で一時的に理解力が低下したり，考えがまとまりにくくなったりすることがあり，そのためインフォームドコンセントが難しくなる場合があります。

　そのような場合でも，できるだけ自分が望む治療を受けられるようにするためには，どうすればよいでしょうか？　ここでは，二つの方法を提案します。

① 自分でいろいろなことを判断するのが難しくなった場合に，信頼できる誰かに，自分の代理で治療方法などについて判断してもらう。

② 具合が悪くなった場合にどのような対応をしてもらいたいかについて，調子がよい

ときに考えておく（自分の受けたい治療，受けたくない治療，いざというときに連絡を取りたい人のリスト，万が一入院した際に自分の代わりにしておいてほしいことなど）。

これらのことを，具合がよいときに書面に残しておくことを「事前指示」といいます。もし具合が悪くなって，自分でいろいろなことを判断するのが難しい場合には，周囲の人や精神医療福祉の専門家に，その指示にしたがって対応してもらいます。指示の例は表10—1を参照してください。

表10—1 「精神科事前指示」作成支援ツールの内容

・精神科事前指示を作成する意義についての解説
・代諾者（信頼できる人）の指名
・入院したときに連絡してほしい人，面会に来てほしい人のリスト
・入院したときに自分の代わりにしてほしいことのリスト
・入院してもよい病院とその理由
・入院時に受けたい，もしくは受けてもよい治療について

このような試みは日本ではまだ広がっていませんが，アメリカでは半数以上の州で精神科における「事前指示」が法律によって定められています。

しかし，「事前指示」を自分一人で完成させるのは，かなり難しいようです。過去の研究によると，地域で生活している精神障害をもつ人の66～77％が「事前指示」の作成の興味を示した[1][2]にもかかわらず，実際に作成する人は少なく，2004年のイギリスにおける調査では，「事前指示」作成の提案を受けた71人のうち，提案を受け入れたのは一人だけでした[3]。そのため，有効な「事前指示」を作成するためには担当の精神保健福祉士（相談員）など，本人のことをよく知っている精神医療福祉の専門職と一緒に考えることが望ましいと考えられます[4]。

「事前指示」作成支援ツールの記入例

「事前指示」作成には「こうしなければならない」という決まりはありませんが，作成にあたっては，この章の最後に紹介するような作成支援ツールを利用すると便利でしょう[5]。精神科病院への非自発的入院から退院するときに実際に事前指示を作成したユキさんの例を見てみましょう。

202　II　教材編

ユキさんは43歳の女性で，実家で両親と生活しています。高校生のときから人とうまく話せない，人と話すのが怖い，見られているような感じがするようになり，20歳のときに初めて精神科病院を受診しました。受診した当初，一人暮らしをしていましたが，不意にいろいろなものが怖くなってしまい，夜眠れない日が続き，薬をまとめて飲んだことがあり，精神科病院に初めて入院しました。その後，実家に帰り，両親とともに生活していました。

　　退院してからは，作業所を利用していましたが，作業所内で人間関係のトラブルがあり，それ以降「怖い怖い」と言い，何かにおびえているような様子が続きました。自分の悪口を言う幻聴も強くなり，ご両親と一緒に病院を受診し，医療保護入院となりました。入院中，薬が変更されましたが落ち着かない状況が続き，電気けいれん療法を6回受け精神症状は安定しました。毎日作業療法に通い，編み物をしたり，精神症状についての勉強をしたりしました。入院して2か月が過ぎ，精神症状も落ち着いて，日々の生活も入院前と同じように送ることができるようになりました。退院の時期が近づいたときに「事前指示」作成支援ツールを相談員と一緒に作成しました（205〜208ページの作成例を参照）。

おわりに

　現在の日本では精神科における「事前指示」は法律で決められたものではないため，実際には書かれた内容と異なる治療が行われることがあるかもしれません。また，想定外のことが起こって，指示が完全に守られない，ということもありえます。しかし，「事前指示」作成支援ツールを作る過程で，精神疾患や治療法に対する十分な情報を得たうえで，自分自身で治療や処遇についての希望を専門家と一緒に考えることや，自分の考えを明確に意思表示することには，よりよい治療のために，とても意義のあることです。治療の主役は，あなた自身です。みなさんには，十分な情報に基づいて，治療や処遇を自分で決める権利があり，精神医療福祉の専門家は，その権利を可能な限り尊重すべきなのです。

（渡邉理・藤井千代）

【引用文献】
1 ）Becker, P., McFarland, B., Swanson, J. et al., "Consumer provider and informal caregiver opinions on psychiatric advance directives", *Adm Policy Menta Health*, 28, 427-441, 2001.

2 ） Swanon, J.W., Tepper, M., Ferron, J. et al., "Psychiatric advance directives among public mental health consumers in five US cities: prevalence, demand, and correlates", *J Am Acad Psychiatry Law*, 34, 43-57, 2006.

3 ） Thomas, P., Cahill, A., "Compulsion and psychiatry: the role of advance statements", *BMJ*, 329, 122-123, 2004.

4 ） Swanson JW, Swartz MS, Elbogen EB et al., "Facilitated psychiatric advance directives: a randomized trial of an intervention to foster advance treatment planning among persons with severe mental illness", *Am J Psychiatry*, 163, 1943-1951, 2006.

5 ） 渡邉理・藤井千代・佐久間啓・安藤久美子・岡田幸之・水野雅文：「精神科事前指示」作成支援ツール開発の試み，精神医学，59(2)，159-167，2017.

・205～216ページにあるシートは，国立精神・神経医療研究センター精神保健研究所司法精神医学研究部の精神科医療緊急時の事前指示の覚え書きLIME（Letter of Intent for Mental Health Emergency）のダウンロードページ（https://www.ncnp.go.jp/nimh/shihou/LIME03.pdf）にあるものに，加筆・修正を加えたものである。

「事前指示」作成支援ツール（作成例）

具合がわるくて自分のことがうまく決められないときに一緒に決めてほしい人，信頼できる人

あなたの具合がわるくて自分の治療についてうまく決められないときに，相談にのってもらったり，自分の代わりに決めてもらいたいと思う人はいますか。それはだれですか。

☐相談に乗ってもらいたい人や自分の代わりに決めてほしい人はいません

■相談に乗ってもらったり，自分の代わりに決めてほしい人がいます
その人の名前と，あなたとの関係を書いておきましょう。
それは，ひとりかもしれないし，何人もいるかもしれません。

名前	ふくしま　たろう　様	あなたとの関係	作業所職員
名前	やまだ　はなこ　様	あなたとの関係	友だち
名前	たなか　よしこ　様	あなたとの関係	カウンセラー
名前	なかやま　ゆか　様	あなたとの関係	母

ここに名前を書いた人たちには，あらかじめ「もしものときには治療について，相談にのったり，自分の代わりに決めたりしてほしい」と伝えて，了解（りょうかい）をしてもらっておくとよいでしょう。

具合がわるくて入院したときに連絡してほしい人，面会にきてほしい人

あなたが具合がわるくて入院したときに，入院したことを伝えたい人，面会に来てほしい人の名前をあげておきましょう。

名前	ふくしま　たろう		
病院のスタッフが連絡をしてもよい		■はい	☐いいえ
連絡先	024-○○○-○○○○		

名前	やまだ　はなこ		
病院のスタッフが連絡をしてもよい		■はい	☐いいえ
連絡先	090-○○○-○○○○		

第10章　事前指示　205

具合がわるくて入院しなければならないときに
入院したい（してもよい）と思う病院

あなたが，具合がわるくて入院をしなければならなくなったときに，入院したい（してもよい）と思う病院はありますか。

病院の名前　海山ホスピタル

その病院がよいとおもう理由（あれば）

主治医の先生もいて，電気治療もできて，信頼できるから

その病院で知っている医師，ワーカーなど（いれば）

わたなべ先生（主治医）　くわたさん（担当相談員）

※自分が入院したい（してもよい）と思う病院のベッドがそのときにあいているかどうかはわからないので，そこに入院できるとは限りませんが，自分の希望は考えておきましょう。

※もし，あなたが「入院はしたくない」と考えているとしても，専門資格がある医師（精神保健指定医）が入院を必要とすると判断したときなどには，入院をしなければなりません。そのようなときのためにも，希望する病院をあげておくとよいです。

※考えがかわったときには，書きかえましょう。

具合がわるくて入院したときに
受けてもよいと思う治療，受けたくない治療

■受けたい，受けてもよいと思う治療（あれば）

診察　電気治療　作業療法

■具合がわるくて入院したときに　受けたくない治療

使ってほしくない薬

薬の名前	使ってほしくない理由
●●●●●	眠気が強く，昼間起きていられないから
▲▲▲▲▲	食欲が増すから

206　Ⅱ　教材編

その他の治療について

　　　　　○（受けてもよい）　△（場合によっては受けてもよい）　×（受けたくない）

治療	受けてもよいか どうか	受けたくない理由
注射	×	以前，ものすごく痛かったので
点滴	△	
電気療法	○	電気療法を受けたら頭がすっきりとしたから

※主治医などから治療についてよく説明をきいて，相談して決めましょう。

※実際にどのような治療が必要かはそのときの症状によってちがいますが，どの人のカウンセリングを受けたいとか，どのような薬を飲みたいとか，よいと思われる方法をあらかじめ考えておきましょう。

※考えがかわったときには，書きかえましょう。

※受けたくないという治療や入院であっても，そのときの病状によってはしかたなく行われることがあります。その場合には，主治医などからよく説明をききましょう。

入院するときに（自分のかわりに）しておいてほしいこと

入院中に，だれに，なにをしてほしいかを考えておきましょう（実際にその人がやってくれそうなのか，事前に相談しておきましょう）。「重要度」の欄に，◎（必ずしてほしい），○（できればしてほしい），△（しなくてもよい）を書いておくとよいでしょう。

してほしいこと 家賃の支払いをしてほしい， 職場に連絡してほしい　など	だれに	重要度
作業所への連絡	母	◎
ほかの友だちへの連絡	やまだ　はなこさん	○

第10章　事前指示　207

入院しているときに（勝手に）してほしくないこと

入院中に，してほしくないことについても考えておきましょう。
「重要度」の欄に，×（絶対にしてほしくない），△（できればしてほしくない）を書いておく
とよいでしょう。

してほしくないこと 自分の部屋には入ってほしくない ●●さんには入院のことを知らせてほしくない　など	重要度
勝手に自分の書いたノートを見ないでほしい	×
作業所の仲間には入院したことを知られたくない	△

※そのときになって，いろいろな事情がでてくるかもしれないので，このとおりにしてもらえ
　るとは限りませんが，自分の希望は考えておきましょう。考えがかわったときには，書きか
　えましょう。

もしものときには

もしもあなたが入院をしなければならなくなったときには，このノートを，あなたの治療を担
当するスタッフに読んでもらうとよいでしょう。あなたの担当スタッフは，このノートに書
かれたあなたの希望をかなえるようにできるだけの努力をするでしょう。でも，状況によって
は，しかたなくあなたの希望とはちがう治療を行う場合があるかもしれません。そのときに
は，あなたの希望とは違う治療をしなくてはならない理由を十分に説明してもらうことになり
ます。

■このノートの作成を誰かに手伝ってもらった場合は，その人の名前とあなたとの関係，病院
　のスタッフならば病院名などを書いてもらいましょう

名前	くわたさん	あなたとの関係	担当相談員
名前	わたなべ先生	あなたとの関係	主治医

作成日　平成○○年　○○月　○○日

「事前指示」作成支援ツール

具合がわるくて自分のことがうまく決められないときに 一緒に決めてほしい人，信頼できる人

あなたの具合がわるくて自分の治療についてうまく決められないときに，相談にのってもらったり，自分の代わりに決めてもらいたいと思う人はいますか。それはだれですか。

□相談に乗ってもらいたい人や自分の代わりに決めてほしい人はいません

□相談に乗ってもらったり，自分の代わりに決めてほしい人がいます
その人の名前と，あなたとの関係を書いておきましょう。
それは，ひとりかもしれないし，何人もいるかもしれません。

名前	様	あなたとの関係	
名前	様	あなたとの関係	
名前	様	あなたとの関係	
名前	様	あなたとの関係	
名前	様	あなたとの関係	

ここに名前を書いた人たちには，あらかじめ「もしものときには治療について，相談にのったり，自分のかわりに決めたりしてほしい」と伝えて，了解（りょうかい）をしてもらっておくとよいでしょう。

第10章　事前指示　209

具合がわるくて入院したときに
連絡してほしい人，面会にきてほしい人

あなたが具合がわるくて入院したときに，入院したことを伝えたい人，面会に来てほしい人の名前をあげておきましょう。

名前

病院のスタッフが連絡をしてもよい　　　□はい　　□いいえ

連絡先

名前

病院のスタッフが連絡をしてもよい　　　□はい　　□いいえ

連絡先

名前

病院のスタッフが連絡をしてもよい　　　□はい　　□いいえ

連絡先

具合がわるくて入院しなければならないときに
入院したい（してもよい）と思う病院

あなたが，具合がわるくて入院をしなければならなくなったときに，入院したい（してもよい）と思う病院はありますか。

病院の名前

その病院がよいとおもう理由（あれば）

その病院で知っている医師，ワーカーなど（いれば）

※自分が入院したい（してもよい）と思う病院のベッドがそのときにあいているかどうかはわからないので，そこに入院できるとはかぎりませんが，自分の希望は考えておきましょう。

※もし，あなたが「入院はしたくない」と考えているとしても，専門資格がある医師（精神保健指定医）が入院を必要とすると判断したときなどには，入院をしなければなりません。そのようなときのためにも，希望する病院をあげておくとよいです。

※考えがかわったときには，書きかえましょう。

第10章　事前指示　211

具合がわるくて入院したときに
受けてもよいと思う治療，受けたくない治療

■受けたい，受けてもよいと思う治療（あれば）

■具合がわるくて入院したときに　受けたくない治療

使ってほしくない薬（あれば）

薬の名前	使ってほしくない理由

212　Ⅱ　教材編

その他の治療について

○（受けてもよい）　△（場合によっては受けてもよい）　×（受けたくない）

治療	受けてもよいか どうか	受けたくない理由

※主治医などから治療についてよく説明をきいて，相談して決めましょう。

※実際にどのような治療が必要かはそのときの病状によってちがいますが，どの人のカウンセリングを受けたいとか，どのような薬を飲みたいとか，よいと思われる方法をあらかじめ考えておきましょう。

※考えがかわったときには，書きかえましょう。

※受けたくないという治療や入院であっても，そのときの病状によってはしかたなく行われることがあります。その場合には，主治医などからよく説明をききましょう。

入院するときに（自分のかわりに）
しておいてほしいこと

入院中に，だれに，なにをしてほしいかを考えておきましょう（実際にその人がやってくれそうなのか，事前に相談しておきましょう）。「重要度」の欄に，◎（必ずしてほしい），○（できればしてほしい），△（しなくてもよい）を書いておくとよいでしょう。

してほしいこと 家賃の支払いをしてほしい， 職場に連絡してほしい　など	だれに	重要度

入院しているときに（勝手に）してほしくないこと

入院中に，してほしくないことについても考えておきましょう。
「重要度」の欄に，×（絶対にしてほしくない），△（できればしてほしくない）を書いておく
とよいでしょう。

してほしくないこと 自分の部屋には入ってほしくない， ●●さんには入院のことを知らせてほしくない　など	重要度

※そのときになって，いろいろな事情がでてくるかもしれないので，このとおりにしてもらえ
　るとはかぎりませんが，自分の希望は考えておきましょう。考えがかわったときには，書き
　かえましょう。

もしものときには

もしもあなたが入院をしなければならなくなったときには，このノートをあなたの治療を担当するスタッフに読んでもらうとよいでしょう。あなたの担当スタッフは，このノートに書かれたあなたの希望をかなえるようにできるだけの努力をするでしょう。でも，状況によっては，しかたなくあなたの希望とは違う治療を行う場合があるかもしれません。そのときには，あなたの希望とは違う治療をしなくてはならない理由を十分に説明してもらうことになります。

■このノートの作成を誰かに手伝ってもらった場合は，その人の名前とあなたとの関係，病院のスタッフならば病院名などを書いてもらいましょう

名前		あなたとの関係	
名前		あなたとの関係	
名前		あなたとの関係	

作成日　平成　　年　　　月　　　日

第11章

活動性を高める

本章の要旨

この章では，まず日々の活動の様子について検討します。そして，仕事や家事などをより充実させたり，新しい趣味を見つけて実際に行ってみたりすることで，活動性を高め，生活をより楽しく，満足のいくものとすることを目指します。

毎日の行動記録をつける

1 活動レベルと精神障害

たとえ病気ではなくても，長期休暇をとった後に仕事・家事や趣味に戻るのは大変です。仕事・家事や趣味から遠ざかっている時間が長いほど，それらを再開するのは難しいものです。毎日やっていないと技量が落ちるようなものについては，特にその傾向があります。

私たちが重い病気にかかったとき，仕事や趣味において，病気をする前の活動性を取り戻すためには，ある程度の時間がかかります。特に精神障害の場合は，体の病気とは違って次のような要素が加わり，さらに時間がかかる場合があります。

❶薬による意欲の減退

精神科で処方される薬（向精神薬）のほとんどは，心を落ち着かせる作用をもっています。そのため，向精神薬の服用で，何かをしようとする意欲がかえって減退することもあります。

❷陰性症状

精神障害の症状は，場合によっては年単位で続くことがあります。この間は，自分の

状態を言い表したり，やりたいことを行ったりするのが困難になる症状が見られること
もあり，それらを「陰性症状」と呼びます。この症状のために，本当にしたいと思って
いることが，なかなかできなくなったりします。ある当事者は，その状態を「ぬかるみ
で動けなくなった車を運転しているようだ」と表現しました。車のエンジンは全開なの
に走らない，という状態です。

「陰性症状」のある人は，一見何もしていない，何にも興味がない，あるいは怠けて
いるようにみえるかもしれませんが，そうではありません。もちろん，怠けることはあ
るでしょうが，それは健康な人でも同じことです。精神障害をもっていたとしても，人
生の目標があり，日々の仕事や趣味，建設的な活動をする喜びや満足感があるはずで
す。再びいろいろなことをうまくできるようになるまでには，思っている以上の時間が
かかることが多いため，時には気が滅入ってしまう人もいますが，あせらず気長にリハ
ビリテーションを続けることが大切です。

❸抑うつと気力の減退

「陰性症状」と「抑うつ症状」が同時に起こることもあり，この二つの違いを区別す
ることはなかなか難しいのですが，抑うつ症状があると，何かをすることに対する興味
や気力が減退し，以前は楽しくできたことでも楽しめないと感じます。この症状が重く
なると，将来に希望がもちにくくなり，絶望してしまうこともあります。

❹落ち着きのなさと集中困難

落ち着きがなくなったり，集中力が落ちたりする症状が出ることもあります。する
と，あれこれしようと動き回っているのに，結局何も手につかず，ただ動いているだけ
でまったく楽しいと思えなくなります。薬の副作用のためにじっとしていられなくなっ
たり，身体や気持ちがそわそわと落ち着かなくなることもあります。

❺協調運動が十分にできないこと

体をバランスよく動かす協調運動が十分にできないこともあります。字を書いたり，
裁縫をしたり，楽器を演奏したり，スポーツで体を動かしたりするときには，手や足，
指などをバランスよく動かすことが必要ですが，これらがうまくできなくなることがあ
ります。また，薬によってこの状態が悪化する場合もあります。

精神障害から回復しつつあっても，以前満足にできていた仕事や趣味がうまくできな

い理由には，上記のようなものがあります。

Q 上記の❶〜❺のなかで，現在困っているものがありますか？

A

....

....

....

2 問題の分析

　これらの困っている問題を難しくしているものは何か，また問題を解決するために役立つものは何かについて，よりよいアイデアを得るために，みんなで考えを出しましょう。

Q 上記の❶〜❺のうち，問題を難しくしているものをリストアップしましょう。

A

....

....

....

Q 問題解決のために役に立ちそうなことをリストアップしましょう。

A

....

....

....

3 現在実行していることを記録する

私たちがまずするべきことは，自分が今行っている活動についてよく知ることです。222ページにある『週間行動記録表』を見てみましょう。この記録表によって，毎日何をしているのかがよくわかります。これを参考にして，やりたいことができるようになるための方法を考えていきましょう。

4 すべての行動を時間ごとに記録する

次のセッションまでに，毎日の行動を簡単に記録しましょう。有意義だったことや楽しかったことと同じように，何もしなかった時間（興味のないテレビ番組を何となく見ていた，ベッドで考えごとをしていた，うたた寝をしていたなど）も書いてください。

もちろん，1時間のうちに一つ以上のことをすることもあるでしょうし，正確な時間がわからない場合もあるでしょう。あまり考え込む必要はありませんから，わかる範囲で書き込んでいってください。ご家族や友人に手伝ってもらってもかまいません。

実際に記録表をつけてみると，後から何をしたのか思い出してまとめて記録するよりも，その都度書き込んでいくほうがいいことに気がつくと思います。ですから，記録表を持ち歩き，その都度何をしたのかを記録するのがいいでしょう。

5 週間行動記録表に書き込む練習をしましょう

練習のため，今日行ったことについて書き込んでみましょう。朝起きてから今までどのように過ごしたか，それぞれの行動を記録してください。

220 Ⅱ　教材編

よくわからない点については，スタッフが教えてくれます。この記録は，ご家族や友人でなく，当事者が責任をもってつけることが重要です。もちろん，この課題を行うのに難しい点があれば，手伝ってもらいましょう。

週間行動記録表

	月　日 (月)	月　日 (火)	月　日 (水)	月　日 (木)	月　日 (金)	月　日 (土)	月　日 (日)
6：00 〜 7：00							
7：00 〜 8：00							
8：00 〜 9：00							
9：00 〜 10：00							
10：00 〜 11：00							
11：00 〜 12：00							
12：00 〜 13：00							
13：00 〜 14：00							
14：00 〜 15：00							
15：00 〜 16：00							
16：00 〜 17：00							
17：00 〜 18：00							
18：00 〜 19：00							
19：00 〜 20：00							
20：00 〜 21：00							
21：00 〜 22：00							
22：00 〜 23：00							
23：00 〜 24：00							
24：00 〜 1：00							
1：00 〜 2：00							

「リカバリーのためのワークブック」中央法規出版，2018年

毎日の計画を立てる

1 「週間行動記録表」を見直す

週間行動記録表に書き込んだ内容を参加者全員で見直してみましょう。

この記録によって，私たちは実際にはどのように過ごしているか，はっきりと知ることができます。これを参考にすると，次の週からどのように行動を変えていったらいいのか，考える手がかりが見えてきます。

このような記録をつけることは，以下の事柄に役立ちます。

> ・思ったよりたくさんのことをしていることに気づく
> ・時間をどのように使うか計画を立てる際の参考になる
> ・何かをするのに一番適した時間帯，都合の悪い時間帯がわかる
> ・計画通りに実行しようと無理をしていることに気づく
> ・活動の多くは，日常の必要なことで占められていることに気づく
> ・休んだり，くつろいだり，楽しんだりする時間をつくる必要性に気づく
> ・素晴らしい計画を立てたからといって，物事がうまくいくわけではないことに気づく

Q 最もやりがいがあったのはどんなことですか？

A

第11章　活動性を高める　223

Q この記録をつけることで何か役に立ったことはありましたか？

A

2 1日ごとに行動計画を立てる

このセッションでは，もっとやりがいを感じられるような行動計画を立ててみましょう。まず，何をするのかを決めます。

行動計画を立てる際には以下のことを参考にしてください。

> 1 いつでも楽しくできそうなこと
> 2 単純なことで，一人でできること
> 3 お金がかかりすぎないこと
> 4 時間をとりすぎないこと
> 5 あまり集中力を必要としないこと
> 6 やりたくなったらいつでもできること

もしかすると，このようなことは，たとえできたとしても，たいした進歩ではないように思うかもしれません。できるだけ早く以前のように物事をうまくやりこなせるようになりたいと思っているでしょう。でも，焦っていきなり難しいことから始めるのは逆効果です。精神障害に限らず，どんな病気やけがでも，リハビリテーションのはじめは小さなステップから始めなければなりません。野球選手や相撲の力士が足を骨折したときと同じです。必要なことができるようになるまで1か月かかるかもしれません。

何から始めたらいいのかはっきりしない場合には，まずできそうなことをあげて，それぞれの選択肢の利点と欠点をよく考えた後，どれがベストの選択か考えましょう。

224 Ⅱ 教材編

3 選択した活動をやりとげるための計画を立てる

次のような流れで計画を立てていきます。

① 新しい週間行動記録表を出してください。

② 食事，睡眠，着替え，掃除，洗濯，休憩等，毎日必ずしなくてはならないことをまず書き込んでください。

③ 次の週にやりたいと思っている活動は何ですか？　考えましょう。

④ 選択した活動を実行するのに一番適した時間帯を決めましょう。

⑤ 活動するための準備時間（材料をそろえたり，買い物に行ったり，必要なものを探したりする時間）をつくりましょう。

⑥ 計画した活動が実行できたかどうかを記録してください。

趣味をもとう

1 趣味をもとう

趣味とは，楽しめて満足感の得られるもので，空いた時間ならいつでもそれをやりたくなるようなものです。1日中仕事をしている人たちにとっては，やりとげるのに毎日数時間もとられるような趣味をもつことはなかなかできません。休みの日に時間をつくったり，仕事のないときなどに，毎回数時間を趣味に使うのはとても有意義なことです。

趣味によっては，道具をそろえるのにお金がかかることがあるかもしれませんし，長い練習時間が必要だったり，材料代を払い続けなくてはならない場合もあるでしょう。一方，散歩，読書，料理，編み物や，植物を育てるという自分だけでできることは，お金をあまりかけずにできるでしょう。

自治体によっては，障害者が仕事や趣味を見つけるのを援助するためのグループがあります。そのような社会資源を利用するのもよいでしょう。

Q どんな趣味をもっていますか？

A

Q 趣味をもつことによってどんなよいことがありますか？

A

2 新しい趣味を見つけよう

　みなさんがすでにやりがいのある趣味をもっているなら，それはとても幸せなことといえます。趣味の計画を立てるのに，「問題解決シート」や「週間行動記録表」を使う必要はありません。

　しかし，もし趣味をもっていないのなら，あるいは新しい趣味をもちたいと考えているのなら，趣味を見つけるための話し合いをしてみましょう。選択肢はいろいろあります。233〜235ページにあるリストを参考にして，新しい趣味を探してみましょう。

❶できそうな趣味をリストアップする

　趣味のリストをざっとながめて，今みなさんがもっている時間や技術，予算の範囲内でできそうなものを探してください。

　みなさんがこれらの趣味についてよく知らない場合は，まずその趣味についての情報を集めてから自分に合った趣味を選ぶようにしましょう。

226　II　教材編

❷おもしろそうな趣味についてもっと詳しい情報を知ろう

いつどんなことをしようと思っているのかを具体的に書き留めましょう。それに必要な手段も書き出しましょう。情報を集めるときに，自分が苦手で練習が必要な技術（たとえば，インターネットで検索すること，電話をかけること，図書館や受付で何かを尋ねることなど）は何であるかを書き出しておきましょう。

❸計画を再検討する日時

おもしろそうな趣味に関する情報が手に入ったからといって，どれが最も適切な選択なのかはまだはっきりとはわかりません。可能性のある選択肢を書き出してみて，どれが一番よいかを決める前に，それぞれの利点と欠点をよく考えてみましょう。もちろん，リストに載っていないことでもかまいません。そして，これから取り組む趣味を決めてください。

❹選んだ趣味を実行するための計画を立てる

次のような流れで計画を立てます。

① 新しい週間行動記録表を出してください。

② 食事・睡眠・着替え・掃除・洗濯・休憩等，必ずしなくてはならないことをまず書き込んでください。

③ 趣味を実行するのに一番よい時間を決めましょう。

④ 活動するための準備時間（材料を調達したり，買い物に行ったり，必要なものを探す時間）をつくりましょう。

⑤ 趣味以外の活動も書き込んでおいてください。

⑥ 計画した活動が実行できたかどうかを記録してください。

あまり高い目標設定はしないようにしましょう。これなら楽しくできると思ったものでも，やり方を習っている間は，それほどおもしろくないかもしれません。自分の描いた絵は，プロの画家に比べるとずっと見劣りをするかもしれません。野球をしても，たまにしかヒットを打てないかもしれません。みなさんが望んでいるような満足感や楽しさが得られるようになるまでは，思うようにいかないことがたくさんあるでしょう。しかし，気長に楽しむうちにきっと満足が得られるはずです。そのときの満足は，簡単に達成できたときよりも必ず大きいものとなっているに違いありません。

同じ趣味にこだわる必要もありません。なかには，選んだ趣味が想像していたものと

違い，ある程度技術が習得できても，それほど楽しめないことがあるかもしれません。そんなときは，リストに戻って別のものを選び直してください。今までの経験をもとにして，もっとよいものを選ぶことができるでしょう。

仕事への動機づけ

1 「週間行動記録表」を見直す

週間行動記録表（222ページ）に書き込んだ内容を見直してみましょう。

> **Q** この記録を続けることで何か役に立ったことはありましたか？
> 時間の使い方に関して何か学んだことはありましたか？

A

> **Q** 活動をするうえで何か問題になったことはありましたか？

A

Q その問題を解決するために何をしましたか？

A

---

2 努力に対する報酬（自分へのごほうび）とは

　どんな仕事でも，やり遂げるためには努力が必要です。仕事に対する報酬は，多くの場合，課題を成し遂げるまでは手に入りません。職場で一生懸命働いても，賃金が支払われるのは通常月末になってからです。もちろん仕事によっては，それをすること自体が比較的簡単でとても楽しいものもあります。

　達成するために多くの努力を必要とする仕事は，それに取り組んでいるときはそれほど楽しくなくとも，達成したときの満足感はとても大きいものです。簡単な仕事は，やっているときは楽しくても，満足感も少ないかもしれません。

Q 先週行った活動のなかで，楽しかったのはどんなことですか？

A

Q 先週行った活動のなかで，満足感を得られたのはどんなことですか？

A

....

....

....

　もし，私たちがいつも仕事ばかりしていたら，生活はそれほど楽しいものとはいえなくなるでしょう。反対に，楽しいことばかりしていたのでは，あまり満足感のない生活になってしまうかもしれません。したがって，一番望ましいのは仕事と娯楽のバランスがとれた生活ということになります。もちろん，仕事そのものに楽しみを見いだす人もいるでしょう。

　多くの人は，仕事のもつ別の側面に楽しみを見いだしています。たとえば，仕事の合い間に同僚とおしゃべりをしたり，休憩時間にお茶を飲んだり，骨の折れる仕事をした後にくつろいだり，自分たちが仕事をすることで他の人に感謝されたりといったことです。そして，仕事をして得られた金銭的な報酬はとてもうれしいものです。

　このような「報酬（ごほうび）」があるからこそ，私たちは一生懸命働くことができるのです。もちろん，ある人にとっての「報酬」が他の人にとってもそうであるとは限りません。たとえば，内気な人にとっては，仲間とおしゃべりすることが大変なストレスになるかもしれませんし，「一生懸命働くこと」自体が報酬であると思える人と思えない人がいるかもしれません。お酒を飲むのが好きな人にとっては，仕事の後に飲みに行くのは楽しいことですが，お酒が苦手な人にとっては苦痛でしかないでしょう。しかしいずれにせよ，自分の努力に対して他の人から褒められるということは，多くの人にとってうれしいことといえるでしょう。

230　II　教材編

> **Q** 今よりもっと楽しく活動できるようにするためにはどうすればよいでしょうか？

> **A**

---

3 楽しく活動するための「報酬（ごほうび）」を考えよう

　たくさんの仕事をこなしている人は，毎日一定の間隔で自分自身に「報酬（ごほうび）」を与えています。おしゃべりをする，ゆっくりとくつろぐ，好きな音楽を聴くなど楽しめることなら何でもよいのですが，あらかじめ，仕事の合間にできるように用意しておくのです。

　「週間行動記録表」（222ページ）に次の日の活動予定を立ててみましょう。

①　やりたいと思う活動を書き込んでください。仕事でもいいですし，日々の必要なこと（食事の支度，風呂に入る，家の掃除・洗濯など）や趣味でもいいでしょう。

②　休憩時間を書き込んでください。1時間ごとに，最低10分は必要です。昼食時や午前の中頃，午後の中頃には長めの休憩をとりましょう。

③　この休憩時間の間に何か楽しめることができるように考えてください。

④　この計画のなかに，誰か手伝ってくれる人を入れてください。その人たちは，食べ物や飲み物を用意してくれたり，おしゃべりの相手になってくれたり，努力を褒めてくれたり，疲れたときや飽きたときに励ましてくれるでしょう。

4 活動で得られた満足感や楽しさを記録する

　当然のことながら，私たちが計画した行動を実行したときにどう感じるかを正確に予測することはできません。思ったよりも仕事が楽しいこともありますし，「報酬（ごほうび）」が期待したほどうれしくないこともあると思います。次に立てる計画をよりよいものにするために，計画したことを実行したときにどの程度の満足感や楽しさが得られたかも記録しておきましょう。

第11章　活動性を高める　231

5 仕事や趣味をもっと楽しく

　満足感や楽しさを記録しておき，それを参考にして計画を立てれば，毎日の生活をより楽しく満足のいくものにすることができます。励みとなる「報酬（ごほうび）」も見つけられるでしょう。

　今週は，手伝いをしてくれる人と一緒に，毎日10分ほどで1日の活動を振り返り，その後で翌日の計画を立ててみてください。もちろん，自分一人でもできると思いますが，他の人の意見は参考になりますし，いろいろな問題を解決する手助けをしてもらえるでしょう。

> **Q** より楽しく仕事をするためには，どのような「報酬（ごほうび）」を用意したらよいでしょうか？

> **A**
> ....
> ....
> ....

（新村秀人）

趣味一覧

やってみたいと思うことに○をつけてみましょう（いくつでもかまいません）。
インターネットで「趣味　一覧」で検索しても，いろいろな趣味を探すことができます。

観戦・鑑賞

音楽鑑賞　ライブ　クラシック演奏会　映画鑑賞　海外ドラマ　演劇鑑賞

プロ野球観戦　高校野球観戦　サッカー観戦　プロレス観戦　競馬　競輪

プラネタリウム　アイドル追っかけ

学ぶ

新聞　読書　図書館　地図　図鑑　歴史を学ぶ　郷土史研究　裁判傍聴　天体観測

語学　手話　プログラミング　そろばん　写経　資格取得

遊ぶ・特技

インターネット　買物　ウィンドウショッピング　懸賞応募　鉄道模型　ラジコン

けん玉　ヨーヨー　コマ回し　フラフープ　ブーメラン　手品　コスプレ

ボウリング　ビリヤード　ダーツ　UFOキャッチャー　アームレスリング

育てる

猫を飼う　犬を飼う　小鳥を飼う　ハムスターを飼う　うさぎを飼う　リスを飼う

金魚飼育　熱帯魚飼育　昆虫飼育

観葉植物　シダ植物　盆栽　家庭菜園　ガーデニング

旅行・出かける

動物園　水族館　映画館　美術館　博物館　カフェ巡り　古本屋巡り　デパ地下巡り

初詣　花火　プール　海水浴　お祭り　クリスマスイルミネーション

サイクリング　ピクニック　旅行　キャンプ　温泉　バスの旅　青春18きっぷ

お城巡り　スタンプラリー　LCC海外旅行

いちご狩り　山菜とり　ぶどう狩り　梨もぎ　みかん狩り　キノコ狩り

アウトドア

ローラースケート　マウンテンバイク　海釣り　川釣り　釣り堀

凧あげ　ワカサギ釣り　山歩き　ハイキング　登山　フリークライミング　昆虫採集

潮干狩り　海水浴　サーフィン　ボディーボード　シュノーケリング　ラフティング

屋形船　バードウォッチング　雪合戦　サバイバルゲーム　アスレチック　ドローン

考える・ゲーム

将棋　囲碁　麻雀　トランプ　かるた　百人一首　花札　オセロ　チェス
ジグソーパズル　ボードゲーム
クイズ　なぞなぞ　迷路　数独　クロスワードパズル　ルービックキューブ

健康・美容・ライフ

散歩　ラジオ体操　ジョギング　ストレッチ
水中ウォーキング　ヨガ　太極拳　エアロビクス
銭湯　足湯　足つぼ　マッサージ　お香　お灸　アロマテラピー　キャンドル
ファッション　メイキャップアート
瞑想　手相　日記　ブログ　片付け　インテリアコーディネート

スポーツ

筋トレ　なわとび　スポーツジム　水泳　陸上競技
キャッチボール　バッティングセンター　野球　ソフトボール　サッカー　フットサル
バレーボール　バスケットボール　テニス　バドミントン　スカッシュ　ゲートボール
卓球　ゴルフ　打ちっぱなし　乗馬　モータースポーツ　スケボー
ボート　スキー　スノーボード　スケート　そり　カーリング
柔道　剣道　空手　合気道　弓道　相撲　アーチェリー　フェンシング

グルメ・料理

日本茶　中国茶　紅茶　コーヒー　スムージー　ハーブ
料理　和食　キャラ弁　郷土料理　ラーメン巡り　料理教室
パンづくり　お菓子づくり　ケーキづくり　ジュースづくり　ジャムづくり
そば打ち　手打ちうどん　漬物づくり　梅酒づくり

音楽

カラオケ　合唱　ボイストレーニング
ピアノ　キーボード　ギター　ドラム　ハーモニカ　オカリナ　ハンドベル
バイオリン　フルート　サックス　ウクレレ　マンドリン
三味線　三線　琴　民謡　和太鼓　作詞・作曲

踊る・ダンス

ヒップホップダンス　フラダンス　フラメンコ　社交ダンス　バレエ　ベリーダンス
盆踊り　日本舞踊

芸術・鑑賞

写真　絵画　水彩画　写生　スケッチ　イラスト　似顔絵　アニメ　マンガ
短歌　俳句　書道　華道　茶道　フラワーアレンジメント
詩吟　詩　童話　小説　落語　演劇　お笑い

作る

折り紙　切り絵　ちぎり絵　塗り絵　カードづくり　ステンシル　トールペイント
デコパージュ　アクセサリーづくり　ドライフラワー　造花づくり　押し花
編み物　裁縫　洋裁　服のリフォーム　刺繍　レース編み　パッチワーク
フェルト小物づくり　人形・ぬいぐるみづくり　おもちゃづくり
木工　粘土　組ひも　彫金　レザークラフト　陶芸　ガラス工芸　彫刻　染め物
金継ぎ　石けんづくり　ラッピング　バルーンアート
プラモデル　電子工作　ウェブデザイン

集める

骨董品　アンティーク　コイン　切手　切符　絵葉書
文房具集め　食器集め　フィギュア集め　ミニカー集め　昆虫採集
石集め　御朱印集め

その他

ボランティア　フリーマーケット　リサイクル運動　ゴミ拾い　自然保護活動

第12章

認知機能リハビリテーション

本章の要旨

統合失調症をはじめとする精神疾患では，精神症状が消退した後も社会機能障害が引き続き残り，それにより十分な社会参加が果たせないことがあります。社会機能障害に対して薬物療法はあまり有効ではないため，社会機能障害の決定因子に対して介入を行い，社会機能の改善を図ろうと考えられるようになりました。認知機能障害が社会機能障害の決定因子として重要であることが明らかとなり，認知機能リハビリテーションに期待が集まりました。なかでも，社会生活においてとても重要である，思考の柔軟性や行動における自発性に関連の深い「発散的思考」を標的とした認知機能リハビリテーションが，社会機能の改善には不可欠であると考えられます。

統合失調症の長期転帰

統合失調症は，思春期・青年期に幻聴や妄想などの陽性症状を主症状に発症する精神疾患です。しかし，患者さんは薬物療法により陽性症状が消退した後も，日常生活，対人関係，作業能力など，社会における役割を十分に果たせない状態，すなわち社会機能（social functioning）の障害に悩まされることがあります。幻覚妄想や興奮といった精神病症状と異なり，社会機能障害に対して薬物療法は直接的な効果を現しません。代わりに，薬物を用いない心理社会的な治療法が開発されある程度の効果をみたものの，社会復帰や社会参加を患者さんが十分に果たすには至っていないのが現状です。そこで，次節のように社会機能障害を決定づけている因子を見つけ出し，それに対してリハビリテーションを行う治療戦略が考えられるようになりました。

236 Ⅱ　教材編

社会機能の評価

　社会機能障害の決定因子の同定には，まず社会機能を適切に評価することが重要となってきます。欧米においては脱施設化の促進に伴い，さまざまな社会機能に関する評価尺度が考案されてきましたが，評価方法の内容や手法は多様でした。英国のバーチウッド（Birchwood, M.）らは，既存の評価尺度の問題点を踏まえて，社会機能評価尺度（social functioning scale：SFS）を開発しました。これは，合計70以上の質問項目から，「ひきこもり」「対人関係」「社会参加」「娯楽」「自立―能力」「自立―実行」「就労」の七つの下位尺度得点及び総得点で評価するもので，世界で最も使用されている社会機能の評価尺度です。患者さん自身が記入したり，ご家族に記入してもらったりして用います。わが国独自の評価尺度も開発されてはいましたが，国際的な比較を可能にする評価方法の導入が望まれていました。そうしたなか，私たちは原著者の許可を得て，日本の文化的背景も考慮したSFS日本語版（SFS-J）を作成し，その信頼性と妥当性を確認しました（次ページ参照，314ページに社会機能評価尺度（日本語版）採点マニュアルを掲載）。SFSによる評価を定期的に行えば，日常社会生活における変化や改善を数値化して表すこともできるので，ぜひ実施してみてください。

SFS-J（一部抜粋）

①いつも何時に起きますか？

_____時_____分ごろ

②1日のうち，何時間ぐらいをひとりで過ごしますか？

□0～3時間	ひとりで過ごす時間はたいへん短い
□3～6時間	たまにひとりで過ごす時間がある
□6～9時間	ひとりで過ごす時間が長い
□9～12時間	ひとりで過ごす時間はかなり長い
□12時間以上	ほとんどの時間をひとりで過ごす

③家で自分から家族に話しかけることはどのくらいありますか？

□全くない　　　　□めったにない　　　　□たまにある　　　　□よくある

④何かの目的で外出することはどのくらいありますか？

□全くない　　　　□めったにない　　　　□たまにある　　　　□よくある

⑤よく知らない人に対して，あなたはどんな態度をとりますか？

□その人を避ける　　　□緊張する　　　□普通に接する　　　□友好的に接する

⑥現在何人の友人がいますか？（定期的に会ったり，一緒に何かをしたりする人）

_____人

⑦異性の友人はいますか？または結婚していますか？

□はい　　　　　　□いいえ

⑧家族，友人，知人などと，どのくらいの頻度で会話をしますか？

□全くしない　　　□めったにしない　　　□たまにする　　　□よくする

⑨人と話をすることは，どのくらい難しいと感じますか？

□とても簡単　　　□簡単　　　□普通　　　□難しい　　　□とても難しい

出典　根本隆洋・藤井千代・三浦勇太ほか：社会機能評価尺度（Social functioning Scale；SFS）日本語版の作成および信頼性と妥当性の検討，日社精医誌，17，188-195，2008.

認知機能への関心

　統合失調症における認知機能（脳の情報処理能力）の障害は，クレペリン（Kraepelin, E.）やブロイラー（Bleuler, E.）の古い時代から知られていましたが，神経心理検査方法の確立や脳形態・機能画像検査技術の進歩を背景に，近年非常に注目を集めています。そして，注意力，記憶力，遂行機能を中心に，広範囲にわたる認知機能の障害が統合失調症の患者さんにおいて報告されています。また，うつ病・双極性障害など他の精神疾患よりも，統合失調症の認知機能障害は重篤であり，顕在発症の前から見られることも知られています。

社会機能の障害を決定づけるもの

　統合失調症の社会機能障害の決定因子を探すなかで，認知機能障害がその候補として考えられるようになりました。かつては統合失調症といえば，陽性症状（幻覚妄想や興奮）や陰性症状（意欲障害や感情鈍麻）への関心がもっぱらでした。これらに認知機能障害を加えて，社会機能障害の決定因子についてメタ解析（多くの研究結果を統合して検討する）を行ったところ，陽性症状でも陰性症状でもなく，認知機能障害が社会機能障害の重要な決定因子であることが明らかにされました。そこで，認知機能障害へ直接的に治療介入を行い，認知機能の改善を通じて社会機能の改善をも目指す方法，すなわち認知機能リハビリテーション（cognitive rehabilitation）への期待が高まったのです（図12—1）。

統合失調症における認知機能リハビリテーション

　認知機能リハビリテーションにおけるアプローチは，補償的な手法と回復的な手法の二つに大きく分けられます。補償的手法とは，認知機能障害の存在に抗うのではなく，環境調整により認知的負荷を軽減し，それを迂回，回避しようとするアプローチです。回復的手法とは，脳の可塑性に基づき，既に習得している技能を再活性化し，そしてさらに新たな技能を習得すること，すなわち脳機能の変化と回復を目指すもので，コンピュータを用いた方法などさまざまなものが知られています。

図12—1 社会機能障害の改善を目指した認知機能リハビリテーション

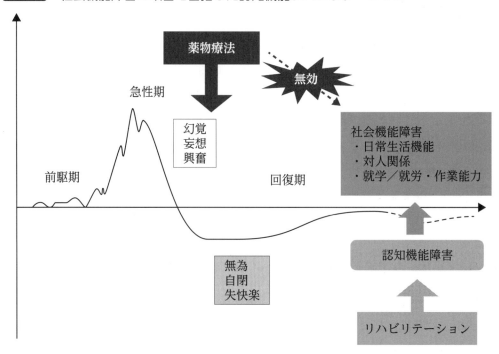

社会機能の改善を確かなものにするために

　認知機能リハビリテーションが認知機能を改善するのは確かなのですが，社会機能の障害にまでその効果が及ぶのは容易ではありません。一般的な認知機能リハビリテーションは，いかに確実かつ速やかに，ある一つの正答にたどり着くかを訓練するものがほとんどです。しかし，社会において答えがただ一つだけという状況はむしろ少ないといえるでしょう。いろいろな視点から複数の可能性を考え，そして吟味していく思考の柔軟性が社会生活上はとても大切です。

　私たちは発散的思考（divergent thinking）を標的とした認知機能訓練プログラムを開発しました。発散的思考とは，複数のさまざまな解答が存在し得るような課題において用いられる思考形式です。ある頭文字で始まる言葉をできるだけたくさん列挙するといったような，流暢性（fluency）検査がその代表的な課題です。自発性や内発的動機づけ（報酬目的ではなく，自ら興味や関心をもち遂行する力）と関連することも知られています。発散的思考課題では解答が複数あるので，自ずと単純でステレオタイプな解答と，気の利いたクリエイティブな解答が存在し，発散的思考には質的評価が伴うことになります。一方，一般的な入学試験問題やクイズのように，一つだけの正答を得るた

めの思考形式を収束的思考（convergent thinking）と呼んでいます。

　発散的思考を標的とした認知機能訓練により，自発性や内発的動機づけとともに，社会機能障害の改善が得られることが知られています。

発散的思考を標的とした認知機能訓練

　いわゆる「脳トレ」は，「間違い探し」や「ナンバープレイス」のように唯一の正答がある収束的思考に基づくものがほとんどでした。そこで私たちは，教育関係者と協力・連携し，発散的思考に基づく認知機能訓練を開発していきました[1]。その訓練課題の一例が「グーチョキパー」課題（図12—2）です。

　これは，「グー」「チョキ」「パー」「グー」「チョキ」…と一筆書きの線を伸ばしていくもので，なるべく多くのアイコン（「グー」など）を結んでいく課題です。どの「グー」から始めても構いません。またそれぞれの「グー」からの線の伸ばし方もたくさんあり，解答や解法がたくさんあります。つまり発散的思考の課題であるということができます。一度実施したらそれで終わりにするのではなく，次は違う「グー」から始めるなど，何度も繰り返して行っていくことができます。その際に，鉛筆を使い，一度書いた線を消しゴムで消して挑戦を繰り返していくことが重要です。このような課題を集めた冊子も発売されているので，ぜひ試してみてください[2]。

　このようなドリル形式を用いて，個人で訓練を続けることができますし，大人数で点数を競いながら集団ゲーム形式で行うこともできます。コンピュータを用いるのではなく，「紙と鉛筆スタイル」の方法が集団ゲーム形式にはとても適しています。発散的思考は収束的思考と比べて知能指数との関連が低く，いつも同じ人がトップになるわけでもないので，大勢で競って楽しむのにも最適といえます。

　スタイルの異なる課題も取り入れています。たとえば「ばい菌ってどんな顔？」では，各自それぞれにばい菌の顔を思い浮かべながら描いてもらいます。そもそも正答はなく，どんな描画も立派な答えです。これこそ無数の解答があり得るわけですから，まさに発散的思考課題ということができます。このような課題であれば，比較的高齢の方々を対象にしたグループの場合でも，絵を発表してもらいながらみんなで楽しく訓練を行うことができます（図12—3）。

図12—2　「グーチョキパー」課題

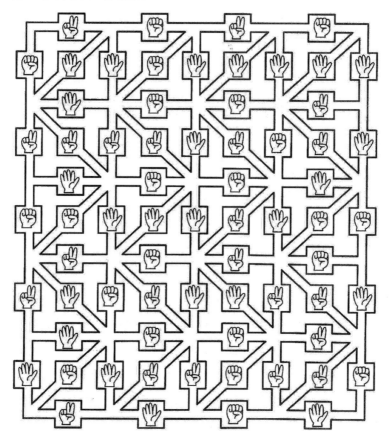

「グーチョキパー」課題の実施方法
1．鉛筆と消しゴムを準備してください。
2．まず，どれでも構いませんので「グー」のアイコンを1つ選びましょう。
3．そこから順に，「グー」「チョキ」「パー」「グー」「チョキ」…と一筆書きの要領で，なるべくたくさんのアイコンを結んでいくように線を伸ばしていってください。制限時間はありませんので，じっくり考えましょう。
4．線を伸ばせないようになったら，それまで結んだアイコンの数を数えてください。それが得点となります。
5．第2回目として，先ほど結んだ鉛筆の線を消しゴムで消して，今度は違う「グー」から，上記と同様に，なるべく長く線を伸ばして先ほどの点数を超えるようにチャレンジしてください。
6．時間制限はありませんから，消しゴムを使って何度もチャレンジして，さらなる高得点を目指しましょう。

出典　伊藤亮介：頭が良くなる学習パズル「ペーパーチャレラン」，10，PHP研究所，2002刊．

図12-3 ばい菌ってどんな顔？

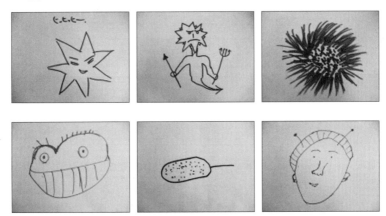

おわりに

　認知機能リハビリテーションは社会機能の改善を目的としています。社会生活や日常生活においては，まずは多くの選択肢を考えて，そして最適なものを時には助けも借りながら選択していくことがほとんどであるといえます。こうしたことからも，発散的思考の訓練は社会参加を目指したリハビリテーションにおいて不可欠であるといえます。ぜひ，楽しみながら訓練を進めていただきたいと思います。

（根本隆洋）

【引用文献】
1) Nemoto, T., Yamazawa, R., Kobayashi, H., et al. "Cognitive training for divergent thinking in schizophrenia: a pilot study", *Progress in Neuro-Psychopharmacology & Biological Psychiatry*, 33(8), 1533-1536, 2009.
2) 伊藤亮介：『TOSSペーパーチャレラン全集』全巻セット，東京教育技術研究所，http://www.tiotoss.jp/

第13章

金銭管理

本章の要旨

　金銭管理は，日常生活を送るうえで必要なスキルの一つです。金銭管理がうまくできることで生活はより安定し，ストレスの軽減にもつながります。金銭管理がうまくいかず，お金が足りなくなると，食費を節約して体調を崩してしまったり，必要なものやほしかったものを買うことができなくなって，不安やイライラなどストレスの要因が増大してしまったりなど，心身の健康を損ない再発の引き金になる場合もあります。

　また，身近な人からお金を要求されたり，貸したお金を返してもらえなかったりなどもストレスの要因となり，家族や友人などとの関係が悪化したり，別の問題に発展してしまい生活に支障を来すこともあるでしょう。

　金銭管理とは，お金を上手にやりくりすることです。決まった金額の範囲で必要な買い物をしながら安定した生活を送ることができるスキルを身につけておくことが大切です。

お金の流れを把握する

　お金を上手にやりくりするためには，お金の流れを把握しておくことが必要です。収入と支出がどうなっているのか把握しないままお金を使い過ぎてしまえば，当然お金が足りなくなり，生活ができなくなってしまったということになりかねません。まずは日常生活のなかで考えられる収入と支出を考えてみましょう（図13─1）。

244　Ⅱ　教材編

図13-1 主な収入と支出

（収入）	（支出）
1．就労による収入 給料　施設や作業所の工賃　など	1．再発予防，健康で生活するために必要なお金（医療費・サービス利用料など） 病院代　薬代　訪問看護料　障害福祉サービス利用料など
2．公的年金など 障害年金　福祉手当　など	2．月に一度必ず支払うお金 家賃　電気代　ガス代　水道代　携帯電話代　テレビの受信料　インターネット代　新聞代　など
3．その他 家族からの経済的援助　生活保護費　など	3．毎日の生活で使うお金（生活費・小遣い） 通勤・通所等の交通費　昼食代　飲み物代　おやつ代　タバコ代　日用品代　など
	4．時期や回数が決まっていないもの 散髪代　美容院代　衣類　クリーニング代　本　雑誌　CD　DVD　テレビゲーム　映画　コンサート　交際費　など

1 収入の把握

　収入には，会社の給料や作業所の工賃など就労による収入，障害年金などの公的年金や福祉手当などがあげられます。収入を得ていない場合は，家族から援助を受けているお金（月極めの生活費やお小遣い）や生活保護費などがあたります。

Q 1か月の収入はいくらですか？

A

給料（工賃）	円
障害年金	円　※2か月ごとに支給される金額の半分の額
福祉手当	円
その他	円
収入合計（A）	円

第13章　金銭管理　245

2 支出の把握

　支出には，医療費や障害福祉サービスの利用料など，再発を予防し健康で生活するために必要なお金，家賃や水光熱費（ガス，電気，水道料）など月単位で必ず支払わなければならないお金，食費や日用品の買い物など，毎日の生活で使うお金などがあげられます。

❶医療費・福祉サービス利用料など

　医療費や障害福祉サービスの利用料など，再発を予防し健康で生活するために必要なお金です。

Q 医療費や福祉サービス利用料に使う1か月の支出は？

A

病院の医療費，薬剤費	円
訪問看護料	円
福祉サービス利用料	円
	円
医療費等の合計（a）	円

246　Ⅱ　教材編

❷月単位で支払うお金

家賃や水光熱費（ガス，電気，水道料）など，月単位で必ず支払うお金です。

Q 月単位で必ず支払うお金はいくらですか？

A

家賃（入居料）	円
水光熱費	円
携帯電話代	円
受信料・通信費	円
国保税などの納付	円
	円
	円
	円
	円
	円
	円
月単位の支出の合計（b）	円

第13章　金銭管理　247

❸貯金

　急な病気やケガ，冠婚葬祭などで予定していない支出があったとき，貯金がなければ生活費が足りなくなってしまうかもしれません。貯金のない生活は不安やストレスの要因になることがあります。そのような不安やストレスを軽減するためにも，貯金を蓄えて将来に備えておくことが必要です。

　また，年単位で支払う税金や保険料，車検の費用など，あらかじめ決まっているものがあれば，そのためのお金も確保しておかなければなりません。

　しかし，家計を節約して残ったお金を貯金するというのは，なかなか実現できないものです。決まった収入のなかからあらかじめ貯金する金額を決めておき，収入があったときに先に貯金しておくとよいでしょう。

Q 収入のなかから貯金しておく金額はどのくらい必要ですか？

A

急な出費への備え	円
年単位の税金	円
年単位の保険料	円
車検・定期点検の費用	円
貯金（c）	円

3 生活費・お小遣い（やりくり費）の把握

　収入（A）から，医療費・福祉サービス利用料（a）・月単位で必ず支払うお金（b）・貯金（c）の合計を引いた残りのお金が，1か月分の生活費・お小遣い（やりくり費）になります。

Q 生活費・お小遣い（やりくり費）は？

A

収入（A）　　　　　　　　　円	
−医療費・利用料等（a）	円
−月単位の支払い（b）	円
−貯金（c）	円
生活費・お小遣い（やりくり費）	円

　収入や支出の具体的な金額が試算できたら，お金の流れ全体を把握しておきましょう（図13−2）。

---

4 借金やお金の貸し借りについて

　借金やお金の貸し借りは，決まった収支の範囲を超えたお金の流れになります。

　当たり前のことですが，借りたお金は収入ではありません。借りたお金を決まった収入のなかから返済するためには，返済に充てる分だけ支出を抑えなければなりません。つまり，生活に必要な買い物を何か減らさなければならない，ということになります。しかし，食費を減らしたり，生活に必要な買い物ができなくなれば，心理的にも身体的にも健康を損ねてしまうことにもなりかねません。

　また，借金やお金の貸し借りは，金銭トラブルなどさまざまなリスクを伴います。特に金銭の貸し借りは，身内や友人などの間で安易にやりとりされ，トラブルが発生し，人間関係が崩れ，不安やストレスから精神的な健康を損ねてしまうことも多く，再発の要因になることもあります。

図13—2 お金の流れ

【お金の流れを把握しよう】

収　入（A）　　　　　　　　　　　　　　　　　　　_____円

医療費・利用料(a)
○病院代
○薬代
○訪問看護料
○サービス利用料
○

合　計　　　_____円

月単位で支払うお金(b)
○家賃
○水光熱費
○国民健康保険料
○携帯電話代
○

合　計　　　_____円

貯金(c)
○急な出費への備え
○年単位の費用への備え
○

合　計　　　_____円

生活費・お小遣い（やりくり費）（A）－（a＋b＋c）
_____円

○食費　　○日用品費　　○おやつ・飲み物代　　○交通費・ガソリン代
○理容代　○交際費　○嗜好品代　　○趣味・娯楽費　○

「リカバリーのための・ワークブック」中央法規出版, 2018年

250　Ⅱ　教材編

このように，金銭的要因は精神への影響も強く，健康で安定した生活を送るためには，お金の流れを把握し，収入の範囲のなかで支出すること，借金やお金の貸し借りをしないことが原則です。

また，クレジットカードやプリペイドカード，携帯電話のアプリなどを使ったお金の流れが見えない買い物も，収支の把握がとても難しいので，避けるべきでしょう。特にクレジットカードは一時的な借金ともいえるので極力使わないことが大切です。

お金のやりくりを記録する

お金を上手にやりくりするためには，必ず収入の範囲で支出を行わなければなりません。そのためには，お金の動きを記録し，収入と支出がどうなっているのか把握しておくことが大切です。

1 家計簿（お小遣い帳）をつける

収支を記録する方法として，家計簿（お小遣い帳）をつける方法があります。家計簿には，市販の本やノートに書き込んでいくもの，パソコンのソフトやスマートフォンのアプリを使って入力するものなど，さまざまな方法，やり方があります。

253ページ以降に示した「生活費・お小遣い（やりくり費）記録表」を使って，レシートを貼り付けながら１週間の生活費・お小遣い（やりくり費）を記録してみましょう。

2 １週間の生活費・お小遣い（やりくり費）を割り出す

１か月分の収入から医療費等の額・月単位で支払う額・貯金の額を引いた残りが１か月分の生活費・お小遣い（やりくり費）になります。

１か月分の生活費・お小遣い（やりくり費）をその月の週の数（４か５）で割れば，１週間分の生活費・お小遣い（やりくり費）が決まります。

毎日の生活で使うお金は，この金額の範囲でやりくりしていきます。

第13章 金銭管理 251

3 1週間分の生活費・お小遣いのやりくりを記録する

「生活費・お小遣い（やりくり費）記録表①」の第1日目の収入欄に，今週分の生活費・お小遣い（やりくり費）の金額を記入します。

支出は，レシートを「生活費・お小遣い（やりくり費）記録表②」に貼り付けます。レシートがないものは，使ったお金の欄に記入しておきます。

次に，その日の支出を①食費（食材費や昼食代，おやつ代・飲み物代等）②日用品費（日用消耗品・生活用品等）③その他（①・②以外の支出）に分類し，それぞれの合計額を「生活費・お小遣い（やりくり費）記録表①」の支出欄に記入します。

最後に，その日に残った金額を残金欄に記入します。

第2日目から第7日目までは，収入欄には前日の残金の額（繰り越し額）を，支出と残金は同じやり方で記録していきます。

生活費・お小遣い（やりくり費）記録表①

　　　　　　　　　　　　　年　　月　　日〜　　　　　年　　月　　日

月　日	月　　日　　曜	月　　日　　曜	月　　日　　曜	月　　日　　曜
収　入	円	円	円	円
支　出	食　費　　　円	食　費　　　円	食　費　　　円	食　費　　　円
	日用品費　　円	日用品費　　円	日用品費　　円	日用品費　　円
	その他　　　円	その他　　　円	その他　　　円	その他　　　円
	合　計　　　円	合　計　　　円	合　計　　　円	合　計　　　円
残　金	円	円	円	円
感　想				

月　日	月　　日　　曜	月　　日　　曜	月　　日　　曜	今週の収支
収　入	円	円	円	やりくり費　　円
支　出	食　費　　　円	食　費　　　円	食　費　　　円	食　費　　　円
	日用品費　　円	日用品費　　円	日用品費　　円	日用品費　　円
	その他　　　円	その他　　　円	その他　　　円	その他　　　円
	合　計　　　円	合　計　　　円	合　計　　　円	合　計　　　円
残　金	円	円	円	残　金　　　円
感　想				

「リカバリーのためのワークブック」中央法規出版，2018年

生活費・お小遣い（やりくり費）記録表②

　　　　　　　　年　　月　　日～　　　　年　　月　　日

生活費・お小遣い （やりくり費）	円
使ったお金 ※レシートのないもの 　は，ここに書きましょ 　う。	1週間分のレシートを貼りましょう
使ったお金の合計	円
残ったお金	円

「リカバリーのためのワークブック」中央法規出版，2018年

家計を見直し，目標・計画を立てる

1 1週間のお金の動きを振り返る

　食費・日用品費・その他の支出の1週間の合計金額を計算します。1週間の生活費・お小遣い（やりくり費）のなかで何にいくら使っているのかわかるようになったら，無駄づかいがなかったか，逆に無理な節約はなかったか振り返ります。

　また，残ったお金は次の週に繰り越さず，いったん貯金しておくようにします。

Q 使い過ぎてしまったものや買わなくてもよかったものはありませんか？

A

Q 節約できそうなものはありますか？

A

Q 無理に節約しているものはありませんか？

A

第13章　金銭管理　255

2 予算を立てる

1週間のお金の動きを記録し，収支を把握できるようになったら，次の1週間の支出の予算を立てましょう。食費・日用品費・その他の分類ごとにいくら使うか決め，その範囲内でやりくりしてみましょう。

また，生活費・お小遣いと支出の差額がいくら残るのかわかってきたら，貯金の目標（ほしかったものを買う，旅行に行くなど）決め，いつまでにいくら貯めればよいのか計画を立ててみましょう。

Q 食費の予算は？

A

円

Q 日用品費の予算は？

A

円

Q その他の支出の予算は？

A

円

「予算を立てる」→「やりくりする」→「振り返る」→「予算を立て直す」→「やりくりする」→「振り返る」を続けていくことで，金銭管理のスキルを上げていきましょう。1週間の金銭管理ができるようになったら，1か月単位，1年単位でも無駄な出費はなかったか，無理なところがなかったかを振り返り，収支の見直しや長期的な目標を立ててみましょう。

3 金銭管理がうまくいかない場合や問題が出てきた場合

1週間の金銭管理を続けてみて，お金のやりくりが難しかったり，計画通りにいかなかったりする場合は，家族や精神保健福祉士などの担当スタッフに相談してみましょう。次ページの「問題解決シート」を使って問題解決の方法を話し合うなどして，経済的危機をできるだけ早く立て直し，不安やストレスの要因を軽減して安定した生活を目指しましょう。

また，病状によっては，金銭管理をすること自体がストレスの要因になってしまったり，収入を超えて浪費してしまったりなど，自分で金銭管理することが困難な場合もあるでしょう。万が一，違法な消費者金融や悪質商法，詐欺などに巻き込まれてしまったら，財産を失ってしまうかもしれません。金銭管理や財産管理が困難で支援を必要とする場合，日常生活自立支援事業や成年後見制度が利用できます。

日常生活自立支援事業は，判断能力が不十分な方が地域において自立した生活が送れるよう，利用者との契約に基づき，日常生活に必要な費用の支払いや通帳管理などの金銭管理や福祉サービスの利用援助等を行う制度です。各市町村の社会福祉協議会が窓口になっており，金銭管理や金銭感覚に不安があり，適切な判断ができない場合に利用を検討してみましょう。

成年後見制度は，判断能力が十分でない方が，一方的に不利な契約を結んでしまったり，財産管理に支障が生じないように，権利や財産を守るための制度です。家庭裁判所に申し立てを行い，判断能力の程度を精神科医が鑑定して，後見・補佐・補助の枠組みから法律的に支援を行います。また，今は必要ではないが，本人が十分な判断能力があるうちに，将来に備えてあらかじめ後見人を選んでおく「任意後見制度」という制度もあります（272ページ参照）。

これらの制度等については医療機関や公的機関に相談してみるとよいでしょう。

（紺野洋・佐久間啓）

問題解決シート

ステップ1：問題点と目標は何ですか？

ここに自分たちの言葉で問題点と目標を正確に書けるまで話し合いましょう。
よりはっきりさせるため，互いに質問をしましょう。大きな目標は，小さく分けて考えましょう。

問題点： _____

目　標： _____

ステップ2：考えられる，さまざまな解決方法をリストアップしましょう―ブレインストーミング

あらゆるアイデアを自由にあげてください。あまりよくないと思われるものでも構いません。
周りの人にも助けてもらいましょう。このステップではそれぞれの利点・欠点については話し合わないでください。

_____

_____

_____

_____

_____

_____

ステップ3：リストアップしたすべてのアイデアの利点と欠点を，みんなで検討しましょう

アイデアそれぞれの利点と欠点を簡潔に話し合いましょう。メモを取る必要はありません。

ステップ4：最も適切で，実現可能と思われる解決方法を選びましょう

利用できる資源（時間，技能，お金，その他）のことも考えながら，最も適切かつ容易にできる解決方法を選び出しましょう。

_____

ステップ5：ステップ4の解決方法をどのように実行していくか，具体的な計画を立てましょう

必要な資源を用意し，どのように対処するか計画を立てましょう。
難しいステップはロールプレイで練習しましょう。

_____

_____

_____

進行状況を確認する日： _____

ステップ6：計画の実行過程を振り返りましょう

各自の努力を褒め合いましょう。各ステップでの過程を振り返ります。必要があれば計画を練り直したり，別の解決方法も検討したりしましょう。問題が解決され，目標が達成できるまで，問題解決技法を繰り返しましょう。

_____

_____

_____

「リカバリーのためのワークブック」中央法規出版，2018年

第14章

地域サービスを生かす

本章の要旨

　みなさんは「地域サービス」と聞くと，何を思い浮かべるでしょうか？　自分が暮らしている地域には，どのような精神保健福祉のサービスがあるのかを知っていますか？

　この章では，精神障害のある人が利用できる地域サービスにはどのようなものがあり，どんなときに利用できるのかを学習します。そして，地域にあるさまざまなサービスを組み合わせて利用することで，自分の望む地域で自分らしく，より充実した生活を送れるようになりましょう。

はじめに

　精神障害をもちながらも地域で自分らしく，より充実した生活を送るためには，地域にあるさまざまなサービスを組み合わせて利用することが大切です。

　精神疾患の症状は人それぞれ異なり，背景に生物的要因・心理的要因・社会的要因などのさまざまな要因が複雑に絡み合っていることから，医療・心理・福祉・行政・教育・労働・NPOなどにおける多面的な支援が必要になります。しかし，そのような支援を受けるためのサービスはどこにあるのでしょうか？

　ここでは，精神障害のある当事者とその家族が，どんなときに，どのようなサービスを利用できるのかを知り，自分に必要なサービスの探し方やサービス利用のための手続きの仕方などを学習します。

精神保健福祉士（PSW）の役割

　精神障害のある人の支援においては，医療・保健・福祉・教育などの包括的なサービ

第14章　地域サービスを生かす　259

スによる支援が必要です。そのためには，地域に存在するさまざまなサービスに関する
情報を十分に把握し，医療機関や保健センター，関係機関との連携・調整を行うコー
ディネーターが必要です。

Q 地域や病院でこのようなコーディネートをしてくれる人には，どんな人がいます
か？

A

介護保険を利用している場合には介護支援専門員（ケアマネジャー），地域には相談
支援専門員や保健師などがいますが，精神科リハビリテーションにおける多職種チーム
のなかでは，精神保健福祉士（PSW）がこのコーディネーターの役割を担います。

PSWは，精神障害のある人を「障害者」や「病気の人」ではなく，「地域社会で生活
するひとりの人間＝生活者」としてとらえます。そして，常に人権が尊重されるよう
に，さまざまな場面を統合したサービスによって，当事者やその家族が安定した質の高
い地域社会生活が送れるようにサポートします。また，当事者が主体的に人生の目標を
達成できるように，本人のストレングス（強み）を見いだすことや主体性を引き出すこ
とで，自尊感情を取り戻し，自己効力感を高めていけるような支援をしていきます。

Q PSWはどんなことをしてくれるのですか？

A

PSWの業務内容はさまざまですが，ここでは主な役割を紹介します。

260　Ⅱ　教材編

PSWの役割

・医療・保健・福祉・教育などにまたがる包括的なアプローチを実施する。
・精神保健福祉サービスに関する十分な情報を提供する。
・社会資源やサービスの利用に関する調整や関係機関との連携を行う。
・当事者が希望する暮らしの実現に向けて，ともに計画を作成する。
・当事者が生活する地域で不足している社会資源を開拓する。
・ネットワークを構築し，適切かつ有効な具体的サービスを提供する。
・生活上の諸問題に対して，自らの力で解決できるよう具体的に支援する。

地域サービスを探す

社会生活を維持するうえで，地域にはどんなサービスがあるのか，どのように利用すればよいのかわからない人は多いでしょう。通院している病院やクリニックにPSWがいればよいのですが，いない場合には次のような方法で情報を得ることができます。

Q 精神保健福祉サービスに関する情報は，どのように得られるでしょうか？

A

1 相談窓口に行く

地域には，当事者やご家族が相談できる場所がいくつかあります。心の悩みや医療に関して相談したい場合には，下記の窓口に連絡してみるとよいでしょう。電話や面談での相談が可能で，いずれも料金は無料です。また，これらの窓口では相談に応じてくれるだけではなく，地域サービスに関するさまざまな情報を得ることもできます。

❶市町村（保健センター）

「自立支援医療の申請をしたい」「就労支援事業所を利用したい」「困ったときに相談したい」「通院先を変えたい」など，障害福祉サービスの申請や日常生活に関する身近な相談ができる場所です。必要に応じて，保健師による自宅訪問などの支援も行っています。

❷保健所

「家族が精神科の治療が必要かもしれない」「ひきこもりの家族がいる」「アルコール依存や薬物依存の家族の対応を知りたい」など，ご家族だけではどうすればよいのかわからないというときに相談ができる場所です。保健師，医師，PSWなどの専門職が対応していますので，保健・医療・福祉に関する専門的な相談が可能です。

❸精神保健福祉センター

「精神科医療について」「思春期・青年期の問題について」「認知症高齢者について」など，精神保健福祉全般に関する相談ができる場所です。医師，看護師，保健師，PSW，心理職，作業療法士などの専門職が相談に応じています。また，相談だけではなく，デイケア，家族会，専門家を対象とした研修会などを開催するなど，各都道府県の精神保健活動の拠点となる施設です。

2 インターネットで探す

相談窓口に行ける状態ではない場合には，インターネットの検索サイトを使って調べてみましょう。検索サイトを活用すると，ほしい情報が簡単に入手できます。しかし，インターネットで検索しても思うようなサービスが見つからないことや，そもそも検索の仕方がわからない場合があります。ここでは，検索サイトの使い方と地域サービスを探すときのキーワードをいくつかご紹介します。

❶検索サイトの使い方

代表的な検索サイトには，Yahoo（https://www.yahoo.co.jp/）やGoogle（https://www.google.co.jp/）があります。

262　Ⅱ　教材編

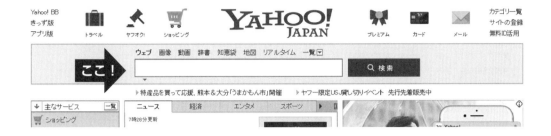

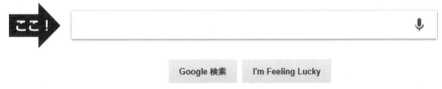

　「ここ」の検索の欄に，自分が知りたいことに関するキーワードを入力すると，いくつかの候補が示されます。検索サイトの使い方がわかったら，次は地域サービスの探し方です。

❷地域サービスを探すときのキーワード

　どのようなサービスを探したいかという目的が決まったら，表14—1にあるような「検索ワード」＋「共通ワードのいずれか」を検索の欄に入力します。調べたい地域の名称（○○市，△△区など）も入力しましょう。たとえば「誰かに相談したい」と思ったときに，「保健所　大田区」と入れると，下記のようなページが出てきます。いくつかの候補が出てきますので，そのなかから自分の知りたい項目をクリックします。

第14章　地域サービスを生かす　263

ウェブ 画像 動画 辞書 知恵袋 地図 リアルタイム 一覧 ▼		⚙検索設定 ▣ ▼ Yahoo! JAPAN ヘルプ

保健所 大田区　　　　　　　　　　　　× 🔍 検索　➕条件指定

YAHOO! JAPAN

約158,000件　　　　　　　　　　　　　　　　　　　　　　　　　　　ゲスト さん [ログイン]

検索ツール ▼

🔍 **保健所 大田区 犬**　で検索

大田区ホームページ：大田区保健所
www.city.ota.tokyo.jp › 大田区ホームページ › 施設案内 - キャッシュ
2017年9月11日 - **大田区保健所**は、業務により施設の場所が異なりますので、ご注意ください。健康医療 政策課. 主な業務. 精神、難病保健に関する企画・調整; 石綿（アスベスト）健康被害救済 給付の受付; 公害健康被害の認定者に対する補償給付; ぜん息 ...

大田区ホームページ：生活衛生課
www.city.ota.tokyo.jp › ... › 業務案内 - キャッシュ
(4) **保健所**技術職員に対する試験及び検査技術の指導並びに講習に関すること。管理 係 電話： 03-5764-0691 (1) クリーニング師、調理師及び製菓衛生師の免許申請 に関すること。 (2) 課の

表14—1　地域サービスを探すときのキーワード（例）

目的	検索ワード例	共通ワード
働きたい	就労支援，障害者雇用，職業訓練，ハローワーク	精神 精神科 精神障害 精神保健 （病名）
お金がない	生活保護，障害年金，社会保障	
一人暮らしをしたい	グループホーム，公営住宅	
日中どこかに通いたい	デイケア，生活支援センター，就労継続Ｂ型，作業所	
誰かに相談したい	保健所，保健センター，相談支援事業所	
同じ悩みをもつ人と会いたい	当事者会，自助グループ，セルフヘルプグループ，ピアサポート，ピアカウンセリング，家族会	
インフォーマルなサービスを利用したい	ボランティア，カルチャーセンター，公民館，図書館，スポーツジム	

　このように，検索したいキーワードを入力することで必要な情報を調べることができますので，表14—1を参考に実際に検索してみましょう。

医療サービスを利用する

　精神障害をもちながらも地域で安定した生活を送るためには，医療的な支援は欠かせません。医療サービスと聞くと入院や通院による治療を思い浮かべる人が多いと思いますが，他にも利用できるサービスがあります。

Q 医療に関するサービスには，どんなものがありますか？

A

1 通所して利用できるサービス

医療機関では通所リハビリテーションとして，精神科ショートケア，精神科デイケア，精神科ナイトケア，精神科デイナイトケアなどを実施しています。

精神科デイケア等

自宅にこもりがちで社会との接点が少なくなっている人，対人関係が苦手で人付き合いに不安がある人，生活が不規則になりがちな人，社会参加の一歩がなかなか踏み出せない人などを対象に，料理・書道・創作活動・スポーツ・外出・認知機能訓練・社会生活技能訓練（SST）・心理教育・季節行事など，さまざまなグループ活動を通して，人や社会に慣れる練習をしたり，基本的な生活習慣を身につけたりする場所です。グループでのさまざまな経験をすることで，自分自身と向き合い，仲間を見つけ，自尊心を回復し，社会参加への準備ができるようになっていきます。

実施時間が3時間のものを「ショートケア」，6時間のものを「デイケア」，夕方からの4時間のものを「ナイトケア」，日中から夜間までを通して10時間のものを「デイナイトケア」といいます。

2 在宅で利用できるサービス

❶訪問診療

ひきこもっていて外には出られない，症状の影響で外出ができない，身体的に不自由で遠出をすることが難しいなど，何らかの理由により通院することが困難な精神疾患や認知症の方の自宅に，医師が定期的に訪問して診療し，体調のチェックや必要な処置・

第14章　地域サービスを生かす　265

検査などを行います。

❷精神科訪問看護

　自立した生活を送るための支援として，看護師・作業療法士・理学療法士などが定期的に自宅を訪問し，日常生活のサポートを行います。精神科の訪問看護では，服薬管理や身体管理だけではなく，日常生活の悩みなどに対する相談，精神症状や生活状況の観察と助言，再発の予防と早期発見に向けた取り組みを行います。また，作業療法士や理学療法士は，自宅にこもりがちな人に対して外出訓練や運動機能のトレーニングを行ったり，家事に不安がある人に対して調理や掃除などの生活訓練を行ったりもします。さらに，精神科訪問看護は，当事者の支援だけではなく，ご家族の相談支援や関係機関との調整なども行います。

経済的なサポートを得る

　私たちは「お金に困った」というとき，恥ずかしいという思いから誰にも相談できずに，一人で抱え込んでしまう場合があります。自分の生活を追い込んでしまう前に利用できるサービスを知り，必要なサポートを得ましょう。

Q 医療費の助成にはどんなものがありますか？

A

　ここでは精神科の治療でよく利用されるサービスについてご紹介しますが，他にも医療費の助成はありますので，困ったときにはPSWなどに相談してみましょう。

❶自立支援医療（精神通院）

　精神科の治療は，長期間にわたって続ける必要がある人が多いため，医療費が負担になり通院を自己中断してしまう人もいます。そのため，公的医療保険の医療費の負担

（多くは3割）を，精神科の治療にかかる費用に関してのみ1割の負担に軽減しようという制度です。さらに，1割の負担額が大きくならないように，1か月あたりの負担上限額も所得に応じて設定されています。

対象は，何らかの精神疾患（統合失調症，うつ病・双極性障害，不安障害，発達障害，てんかん，アルコール依存症など）により，通院による治療を続ける必要がある状態の人です。

申請手続きは，役所の担当窓口（障害福祉課など）で行います。申請に必要なものは自治体によって異なる場合がありますので，担当窓口で必ず問い合わせるようにしましょう。申請が受理されると，「受給者証」が交付され，窓口で提示することで，サービスの利用が開始できます。受給者証の有効期限は原則1年で，有効期限が近づくと更新のための通知が送られてきます。医療機関以外に，薬局や訪問看護でも利用できますので，各窓口で受給者証を提示しましょう。

❷高額療養費制度・限度額適用認定証

入院や外来治療などにかかった医療費（薬代含む）で家計の負担が大きくならないように，1か月の医療費の自己負担額が上限額を超えた場合に，その超えた額が後から払い戻される制度です。上限額は年齢や所得に応じて設定されています。

入院などで最初から高額な医療費がかかることが予想される場合には，各健康保険組合に申請して，「限度額適用認定証」を取得することをお勧めします。限度額適用認定証を医療機関の窓口に提示しておけば，最初から請求される医療費が高額療養費制度の自己負担限度額までになります。

Q 病気や障害が理由で働けないときに，経済的に支えてくれる制度はありますか？

A

❸傷病手当金

　病気やケガのために仕事を休まなければならなくなった場合に安心して療養ができるように，加入している健康保険から最長で1年6か月にわたって給与の一部の金額が支給される制度です。申請方法は，勤めている会社によって異なる場合がありますので，ご自身の勤務先に確認してみましょう。

❹障害年金

　病気やケガなどが原因で一定程度の障害が継続することで日常生活や仕事に支障がある場合に，生活を保障するために公的年金が支給される制度です。毎月の保険料を納付し，国民の義務を果たしている人が障害のある状態になった場合に，申請をすることで給付を受けることができる社会保険です。

　申請をするためには，「初診日」「保険料納付期間」「障害認定日」「障害の状態」など，いくつかの要件を満たす必要がありますので，自分が障害年金を受給できる資格があるのかどうかをPSWや申請窓口で相談してみましょう。また，病気やケガのために初めて医療機関を受診したときに加入していた年金によって，受給できる年金の種類や申請窓口が異なりますので，表14―2で自分にあてはまる年金を確認してみましょう。

　表14―2　年金の種類と相談窓口

初診時に加入していた年金	受給できる年金	申請窓口
国民年金	障害基礎年金	役所の国民年金課
厚生年金	障害厚生年金	年金事務所
共済年金	障害共済年金	各共済組合

❺生活保護

　病気やケガなどが原因で働けなくなったときや，高齢や障害などのために経済的に困ったときに，自立を手助けするために，国が最低限度の生活を保障する制度です。世帯全員の所得や資産を合算したものが，国が定める最低限度の生活基準を下回っている場合に，家賃や生活費，医療費などが支給されます。貯金もなく経済的に困ったときには，まずは福祉事務所や役所の生活福祉課等に相談してみましょう。

日中活動を充実させる

　「一般就労をするのはまだ自信がない」「障害のことを理解してくれる場所で働きた

い」「日中どこか通う場所がほしい」と考えている人は少なくないでしょう。定期的に通う場所がないことで自宅にこもりがちな生活になってしまう人は多いため，自分に合った活動場所を探しましょう。

Q 日中の活動場所として，どんなサービスがありますか？

A

障害者総合支援法では，日中活動の場として，さまざまなサービスを提供しています。次のようなサービスを利用したいと思ったときには，役所の障害福祉の担当窓口で相談してみましょう。

❶就労移行支援

一般企業での就労が可能と見込まれる人が対象です。就労に必要な知識や技能の訓練をしたり，仕事の適性を見極めたり，一般企業での職場実習などを行ったりします。また，就職後の職場定着支援も行います（利用期限：２年・利用料あり）。

❷就労継続支援Ａ型

一般企業で働くのは難しいけれど雇用契約を結んで継続的に働くことができる人，就労移行支援を利用したけれど一般就労に結びつかなかった人などが対象です。雇用契約を結んでいるので，その地域での最低賃金が保証されることが大きな特徴です（利用期限：なし・利用料あり）。

❸就労継続支援Ｂ型

一般企業で働くのが難しい人，就労移行支援事業等を利用したけれどうまくいかなかった人，年齢や体力，症状の影響で一般就労が難しくなった人などが対象です。雇用契約を結ばずに事業所で作業や生産活動を行い，就労に必要な知識や能力の向上や維持を目指した訓練を行います（利用期限：なし・利用料あり）。

第14章　地域サービスを生かす　269

❹自立訓練（生活訓練）

病院を退院したばかりの人や入所施設を退所した人で，地域生活を送るうえで，日常生活能力の維持・向上などの支援が必要な人が対象です。家事全般や入浴などの日常生活に必要な訓練や生活に関する相談などを行います。通所して訓練を実施するほか，訪問や宿泊をして訓練をする場合もあります（利用期限：原則2年・利用料あり）。

❺地域活動支援センター

働くことは難しいけれど，日中の活動の場がほしい人が対象の施設です。オープンスペースを中心に，創作的な活動や生産活動の場を提供したり，地域交流の機会を提供したりすることで，生活の支援を行います。地域生活を送るうえでの一般的な相談をすることもできます（支援内容・利用期限・利用料は各施設によって異なります）。

このほかにも，地域には，図書館，公民館，ボランティアセンター，美術館，スポーツ施設，カルチャーセンター，地元の趣味サークルなど，障害者施設よりもアクティビティが高く，興味深いものがたくさんあります。このような施設は，障害のあるなしにかかわらず，誰でも利用できるサービスです。心身に不調があるからといって，公共施設の利用を遠慮する必要はありません。利用費用の減免がある施設も増えていますので，当事者の希望や目標を実現するためには，精神保健福祉サービスに限らず，地域に存在するさまざまなサービスも含めて積極的に活用するようにしましょう。

サポートを受けながら地域で生活する

障害をもつ人が自分の希望する地域のなかで，自分らしい生活を送るためには，一人でがんばろうとせずに，地域にあるさまざまな制度やサービスを利用することが大切です。うまくサービスを組み合わせれば，自分の望む生活が送れるようになるでしょう。

Q 地域のなかで生活するために，どのようなサポートが得られますか？

A

....

....

....

　障害をもつ人の社会生活をサポートする制度として，障害者総合支援法では次のようなサービスを提供しています。サービス利用を希望される場合には，役所の障害担当窓口か，各地域にある相談支援事業所などに相談してみましょう。

❶ホームヘルプサービス（居宅介護）

　「自炊したいけれどやり方がわからない」「部屋の掃除ができない」「一人でお風呂に入るのが心配」など，日常生活を送るうえではさまざまな不安があるものです。そのようなとき，ホームヘルパーが自宅を訪問して，調理・掃除・洗濯・買い物などの家事や，入浴・食事などの介助，日常生活に関する相談など，生活全般にわたるサポートをします。当事者の自立を目指すためのサービスなので，基本的にはホームヘルパーが代行するのではなく，本人と一緒に作業を行います。

❷ショートステイ（短期入所）

　自宅で主に支援をしているご家族も，病気になることや旅行に出かけたいと思うことはあるでしょう。しかし，障害がある家族を一人にするのは心配で，自分の病気の治療に専念できなかったり，旅行をためらったりすることは多くのご家族が経験していることでしょう。ショートステイは，病気や旅行などの理由によりご家族が支援を行うことができない場合に，障害のある人が一定期間だけ施設に入所できるサービスです。このサービスは，主に支援を行うご家族にとってのレスパイト（休息）としての役割もあります。

❸グループホーム（共同生活援助）

　病院から退院するときや家族から離れて一人暮らしをしようとするとき，不安になる人は少なくないでしょう。そのようなときに，いきなり一人暮らしをするのではなく，

第14章　地域サービスを生かす　271

職員（世話人）による生活のサポートを受けながら，自分の望む地域のなかで共同生活をする場所です。調理・掃除・洗濯・買い物などの家事の練習や内服管理の練習をすることで，日常生活への不安が軽減して，一人暮らしをする自信がもてるようになります。

自分の権利を守る

　認知症，知的障害，精神障害などによって物事を判断する能力が不十分になると，財産の管理をしたり，自分に必要なサービスに関する契約を結んだりすることが難しい場合があります。そのため，本人の権利を守る人（成年後見人等）を選び，本人のことを法律的に支援する「成年後見制度」という制度があります。

　成年後見制度は，大きく分けると「法定後見制度」と「任意後見制度」の二つがあります。

❶法定後見制度

　家庭裁判所によって，成年後見人等が選ばれる制度です。利用するためには，家庭裁判所に審判の申し立てをします。本人の判断能力に応じて，「後見（判断能力がまったくない方）」「保佐（判断能力が著しく不十分な方）」「補助（判断能力が不十分な方）」の三つの制度を利用できます。

❷任意後見制度

　本人に十分な判断能力があるうちに，将来，判断能力が不十分となった場合に備えて，「誰に」「どのような支援をしてもらうか」をあらかじめ契約により決めておく制度です。

❸成年後見人等

> **Q** 成年後見人等は誰がなるのですか？

> **A**

　成年後見人等とは，「成年後見人・保佐人・補助人」のことを意味し，本人のために
どのような保護・支援が必要かなどの事情に応じて，家庭裁判所が選任します。本人の
親族以外にも，法律・福祉の専門家その他の第三者や，福祉関係の公益法人その他の法
人が選ばれる場合もあります。

> **Q** 成年後見人等はどのようなことをしてくれるのですか？

> **A**

　本人の意思を尊重し，かつ本人の心身の状態や生活状況に配慮しながら，本人に代
わって，財産を管理したり必要な契約を結んだりすることによって，本人を保護・支援
します。食事の世話や実際の介護などは行いません。

地域サービスを生かして自分らしい生活を送ろう

　ここまでに紹介しただけでも地域にはさまざまなサービスがあることがわかるでしょ
う。ここでは紹介しきれなかったサービスや，各自治体が独自に提供しているサービス
もありますので，困っていることや不安なこと，手伝ってほしいことなどがあったら，
まずは誰かに相談してみましょう。地域にあるさまざまなサービスを生かすことができ

れば，障害があっても自分の望む生活を送ることができます。また，自分らしい毎日を過ごすことができれば，生活上のストレスを減らすことができ，再発を防ぐこともできるでしょう。

（山田紗梨・村上雅昭）

地域サービス一覧

相談窓口

保健所，保健センター，精神保健福祉センター，市区町村役場，相談支援事業所，
障害者相談支援センター，こころの電話相談，精神科救急医療情報窓口，いのちの電話

医療

訪問診療，訪問看護，精神科ショートケア，精神科デイケア，精神科ナイトケア，
精神科デイナイトケア，精神科作業療法

住まい・生活

共同生活援助（グループホーム），短期入所（ショートステイ），
居宅介護（ホームヘルプ），居住サポート事業，あんしん賃貸支援事業

日中活動場所

就労移行支援，就労継続支援Ａ型，就労継続支援Ｂ型，地域活動支援センター，
地域生活支援センター，生活訓練，自立訓練，生活介護，保健所デイケア

就労

ハローワーク，障害者就業・生活支援センター，地域障害者職業センター，
ジョブコーチ支援，リワーク支援，障害者トライアル雇用，職業カウンセリング，
職業評価，職業訓練，職場適応訓練，職業準備支援，職業能力開発校

経済的な保障

生活保護，障害年金，特別障害者手当，特別障害給付金制度，特別児童扶養手当，
障害児福祉手当，扶養共済制度，生活福祉資金貸付制度，障害者控除，傷病手当金，
精神障害者保健福祉手帳による各種割引や税金控除等

医療費助成

自立支援医療（精神通院医療），高額療養費制度，心身障害者医療扶助制度，医療費控除

その他

精神障害者保健福祉手帳，成年後見制度，日常生活自立支援事業，家族会，患者会，
ピアグループ，ボランティア

第14章　地域サービスを生かす　275

第15章

食生活や嗜好品を見直そう

本章の要旨

　日常生活のなかでは，ついつい食事の内容や時間が不規則になってしまったり，ストレスで水を多く飲んでしまったり，お酒の量やタバコの本数が増えてしまったりといった生活習慣の乱れが生じることがあります。このような生活習慣の問題を改善するためには，生活習慣についての正しい知識を習得し，自分自身の生活リズムを見直していくことが大切です。

　本章では，①食生活，②多飲水，③飲酒，④喫煙という日常生活でしばしば問題となる行動を取り上げ，ワークブックを用いて対処する方法を考えていきましょう。

正しい食生活を心がけよう

　自分の食生活を見直すために，はじめに，この1週間の自分の食事内容と量を，食事記録表に書き出してみましょう（表15―1）。デザートや果物，間食のお菓子やジュース，夜食についても可能な限り書き出してください。

表15―1　食事記録表

	朝食	昼食	夕食	間食
月　日（　）	（　：　）	（　：　）	（　：　）	
月　日（　）	（　：　）	（　：　）	（　：　）	
月　日（　）	（　：　）	（　：　）	（　：　）	
月　日（　）	（　：　）	（　：　）	（　：　）	
月　日（　）	（　：　）	（　：　）	（　：　）	
月　日（　）	（　：　）	（　：　）	（　：　）	
月　日（　）	（　：　）	（　：　）	（　：　）	

Q 表を見直して，あなたの食生活の問題点をあげてみましょう。

A

[表を見るポイント]

- 食事摂取量が多い（少ない）
- 特定の栄養素に偏っている（たとえば，麺類ばかり食べている）
- 間食や夜食が多い　　　・甘いものの摂取量が多い（ジュースも含む）
- 揚げ物などの油ものが多い　　　・野菜が少ない
- 特定の食事を摂取していない（たとえば，朝ご飯を抜いている）

1 栄養バランスとカロリー

　自分の食生活を見直してみて，インスタント食品ばかりを食べていたり，過食や油ものが多くカロリーを過剰摂取し過ぎていたり，逆にカロリーを気にして食べる量を極端に減らしている人はいませんか？　必要な栄養素が不足すると，体調が崩れたり，便秘になったりと身体に悪影響を及ぼすことがあります。また，栄養素を摂取し過ぎると肥満や高血圧，糖尿病の原因となります。抗精神病薬には，時に体重増加や便秘といった副作用もあります。そのため，いろいろな食品をバランスよく適切な量を摂取することが大切です。

Q あなたができる食事のバランスを整えるコツをあげてみましょう。

A

第15章　食生活や嗜好品を見直そう　277

[バランスのいい食事]

- 主食（お米，パン，麺などの炭水化物），主菜（肉，魚介類，卵，大豆，大豆製品などタンパク質），副菜（野菜，海藻，きのこ，こんにゃくなどのビタミン，ミネラル，食物繊維）を毎食揃える
- 乳製品は牛乳コップ１杯，またはヨーグルト１個程度を１日の目安量とする
- 果物はバナナ１本，またはみかん２個（りんご１／２個など）程度を１日の目安量とする
- 揚げ物や炒め物，マヨネーズを使用した料理などは１食１品程度を目安とする
- 水分はお茶やお水を飲む。清涼飲料水，砂糖の入った飲料はなるべく控える

Q あなたができるカロリーを抑えるコツをあげてみましょう。

A

[カロリーを抑えるコツ]

- 肉はバラ肉やベーコンなどは控えて，脂身の少ない部位を選ぶ
- 魚は白身魚を中心に選び，青魚も適量食べるように心がける
- マヨネーズはハーフマヨネーズ，ドレッシングはノンオイルドレッシングにする
- 牛乳やヨーグルトなどの乳製品は，低脂肪や無脂肪の商品を選ぶ
- ポテトチップスなどのスナック菓子よりせんべいなどを選ぶ
- 炭酸飲料や清涼飲料水などを飲みたい場合には，ゼロカロリーの飲料にする

2 正しい食事の摂り方

　1日の摂取量を守っていても，食事の回数やタイミングによっては体重増加の原因となることがありますので注意が必要です。夜食や間食をする不規則な食生活から，1日3食の規則正しい食生活に変えることが大切です。

Q 先ほど書いた食事記録表を見直して，改善できる点をあげてみましょう。

A

....

....

....

［正しい食生活のコツ］

- ・どか食い，まとめ食い，むら食いをしない
- ・朝食は抜かないようにして，1日3食規則正しく摂取する
- ・夕食は軽めにして，就寝前2～3時間は食べないようにする
- ・ゆっくりよく噛んで，早食いをしない
- ・目につくところや手の届くところに食べ物を置かない
- ・イライラしたときは食べることでストレスを発散するのではなく，散歩などで気分転換する

---

3 便秘を解消するために

　便秘を解消するためには，規則正しい食生活が大切です。朝は食欲がない，食べる時間がないといった理由で朝食を抜いてしまうと便秘になりやすい体質となってしまいます。食事をすることで腸の動きがよくなって便意を感じ，排便できるようになります。朝食後が最も強くこの反応が起こるため，便秘傾向のある人は朝食をきちんと摂取することが大切です。

Q あなたが心がけている排便をよくする工夫はありますか？

A

．．

．．．

．．．

［便秘にいい食生活］

・きちんと朝食を摂取する

・食事の間隔は 4 〜 6 時間くらいを目安にする

・主食，主菜，副菜を毎食摂取する

・野菜や海草には食物繊維が多く含まれる（毎食100 g の摂取を心がける）

・雑穀米や玄米には食物繊維が多く含まれる

・脂質は腸の動きをよくする作用があり，適切な量を摂取する

・タンパク質は過剰に摂取すると便秘の原因となる

・果物には食物繊維のほか，果糖，リンゴ酸，クエン酸など便秘解消に効果
　的な成分が豊富に含まれる

・ヨーグルトや牛乳など乳酸菌は腸内環境を改善する

4 食べたものや体重を記録する

　いつ，どこで，何を，どのくらい，どんな状況で食べたかを記録していくと，普段気がつかない自分の食生活がわかってきます。たとえば，テレビを見ながらジュースやお菓子を食べていることが多い，朝はパンやおにぎりなど主食しか食べていない，寝る 1 時間前に夕食を摂っているといったことは，日常生活のなかでは習慣となっているため気づきにくく，記録することで初めてわかることもあります。

　体重を記録することは体重増加を防ぐためにもとても大切です。起床してトイレに行った後など毎日同じ時間に体重測定することがポイントです。できれば，その日の出来事，運動，体調なども一緒に記録すると食生活の振り返りに役立ちます（表15—2，15—3）。

280　Ⅱ　教材編

表15—2 食事と体重を中心とした生活記録表

	朝食	昼食	夕食	間食など	体重(kg)	運動	体調, 気分, 出来事など
月　日（　）	（　：　）	（　：　）	（　：　）	（　：　）			
月　日（　）	（　：　）	（　：　）	（　：　）	（　：　）			
月　日（　）	（　：　）	（　：　）	（　：　）	（　：　）			
月　日（　）	（　：　）	（　：　）	（　：　）	（　：　）			

表15—3 食事と体重を中心とした生活記録表（記入例）

	朝食	昼食	夕食	間食など	体重(kg)	運動	体調, 気分, 出来事など
1月14日（月）	（7：30）パン1枚フルーツヨーグルトサラダオレンジジュース	(13：00)ラーメン餃子5つ	(19：00)ご飯1杯豚肉の生姜焼きかぼちゃの煮つけ味噌汁みかん2つ	なし	68.5	スポーツジムで2kmランニングをした	間食を我慢してスポーツジムでランニングをした。気持ちすっきり。
1月15日（火）	（7：30）パン1枚フルーツヨーグルト野菜ジュース	(13：30)カレーライスサラダ牛乳	(20：00)ご飯1杯焼き魚ほうれん草味噌汁	(15：00)カップラーメン	69.0	30分散歩した	夜中に勉強しながら, カップラーメンを食べてしまった。
1月16日（水）	（7：30）パン1枚フルーツヨーグルト野菜ジュース	(12：45)タラコのパスタサラダ	(19：30)パン2つ鶏肉のグリルニンジン, ジャガイモの付け合わせコーンスープ	コーラ500mL1本	69.3	なし	夜は友人と外食をした。とても楽しい時間だった。
1月17日（木）							

多飲水を防ぐために

　私たちは普段の生活のなかで，当たり前のように水を飲んでいます。本来，水を飲むことは体にとってよいこととされていますが，水も飲み過ぎてしまうと体に悪影響を及ぼすことがあります。水を飲む量には個人差もありますし，運動して汗をかいたときなど水を多く飲まないと脱水してしまうため，どのくらいの量を摂取すると多飲水とするかは難しいのですが，およそ３リットルを超える量の水を飲むと多飲水とされることが多いようです。多飲水の症状としては，トイレが近くなったり，頭痛や息苦しさ，手足のむくみが見られます。腎臓が排泄できる限界を超えて飲水してしまうと，血液が薄まってしまい電解質バランスが崩れるため，吐き気やめまい，ひどくなるとけいれんや意識障害を起こすこともあり，このような状態を「水中毒」といいます。

　多飲水は糖尿病などの内科疾患でも起こりますが，ストレスが原因となっていたり，抗精神病薬の副作用で起こってしまうこともあります。自分の意思だけではなかなか多飲水を止めることは難しく，重症な場合には専門的な治療が必要となります。ベースとなる体重から３kgもしくは４～５％の体重増加があると注意が必要です。多飲水の原因を知って，飲水量を自分自身でコントロールできるように工夫してみましょう。

Q あなたは１日にどのくらいの量の水を飲んでいますか？

A

Q 水を飲み過ぎると体にどんな変化がありますか？

A

Q あなたが心がけている多飲水を減らす工夫はありますか？

A

［多飲水を改善するためのコツ］

- ・多飲水の原因を検索する
- ・原因となるストレスを除去する
- ・口渇には飴や氷をなめる
- ・タバコなど口渇の原因となっている嗜好品があればやめる
- ・飲水に執着しないように気分転換をする
- ・1日の飲水量を記録する
- ・水分を摂るときは，お猪口のような小さな器でゆっくり飲む
- ・1日2〜5回程度，体重を測定する
- ・主治医に内服薬について相談する

　多飲が習慣となっている人は，1日2〜5回程度の体重測定をすることで，どのくらい体重が増えているかがわかります。自分自身で体重コントロールを意識するためにも，体重を記録することはとても大切なことです。朝起床時の体重をベース体重として，1日の変化を見てみましょう（図15―1）。

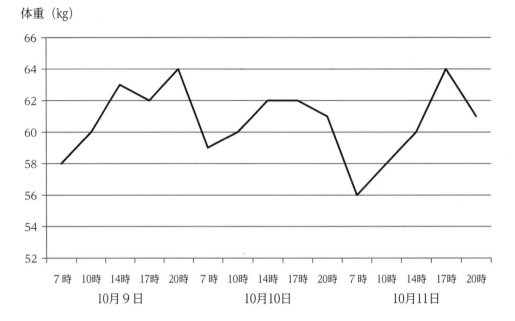

図15—1　多飲水予防のための体重記録表（記入例）

お酒をやめるために

1　アルコールの問題点

　みなさんは飲酒することを主治医に止められていませんか？　なぜ，主治医が飲酒することを止めるかというと，アルコールは服用している抗精神病薬の効果を不安定にするため，飲酒すると精神症状が悪化することがあるからです。また，毎日お酒を飲んでいると，睡眠や食事などの生活リズムが乱れ，健康状態や人間関係，仕事にも影響を及ぼします。体がアルコールに慣れてしまうと飲酒量も多くなり，アルコールがないと生活できない状態，いわゆる「アルコール依存症」となります。さらには，毎日お酒を飲んでいる人が急に飲酒をやめると，不眠，イライラ，不安，不快感といった精神症状のほかにも，吐き気，動悸，発汗，手のふるえといった身体の症状が出現し，ひどくなると幻覚が見えたり聴こえたり，けいれんを起こすこともあります。

2　「飲みたい」気持ちを抑える

　習慣的に飲酒している人がアルコールをやめると，再び「飲みたい」という気持ちが出てきて苦しむことがあります。この気持ちを克服するためには，アルコールを摂取していない状態に体を徐々に慣らしていくしかありません。お酒を飲みたい気持ちは，環境によっても大きく影響されます。自分がお酒を飲まないようにがんばっているのに，同居している家族が夕食のときに晩酌していたり，酔っぱらって帰宅したら，イライラするかもしれませんし，再び飲みたくなってしまいますよね。そのため，断酒を成功させるためには，本人だけでなく家族みんなでアルコールの問題に取り組むことが必要です。どのような状況のときにお酒を飲みたくなってしまうかを考え，そのような状況を作らないように工夫してみましょう。飲みたくなる気持ちを軽減するための自分なりの対処法を身につけることが重要です。

Q　あなたが再びお酒を飲みたくなってしまうきっかけはどんなときですか？

A

[再飲酒のきっかけとなる状況]

・家族など身近な人が目の前で飲酒している
・家の冷蔵庫にアルコールが置いてある
・友人や知り合いがいる行きつけの居酒屋に行く
・酒類の自動販売機の前を通る
・アルコールを飲むことで「よく眠れる」「恥ずかしくなくなる」と考える
・悲しみ，不安，怒りといった気持ちから簡単に逃れたいと考える

第15章　食生活や嗜好品を見直そう　285

Q あなたができるお酒を飲みたくなる気持ちを抑えるコツを考えてみましょう。

A

[飲みたくなる気持ちを抑えるコツ]

- 家族も一緒に断酒する
- アルコールを家に置かない
- 酒瓶に自分で日付入りの封印をする
- 飲みたくなる気持ちを引き起こす人・場所・物を避ける
- 好きなことに集中してリラックスする
- 断酒に成功している友人や先輩からアドバイスをもらう

3 上手なお酒の断り方

❶お酒の勧めを断るコツ

　友人や上司からのお酒の勧めを断ることはとても難しい状況の一つです。断ってしまったら，もう誘われなくなってしまうのではないか，人間関係が悪くなってしまうのではないかと心配する人もいるかもしれません。しかし，もしその人が真の友人や信頼のできる上司であれば，その人はあなたの意思に反してまでお酒を勧めるようなことはせず，あなたのことを心配し，応援してくれるはずです。ですから，お酒の勧めを断るときには，相手に理由をはっきりと伝えて断ることが大切です。

286　Ⅱ　教材編

Q あなたは友人や上司にお酒を勧められたとき，どのように断りますか？

A

....
....
....

［お酒の勧めを断るためのコツ］

- 相手を見て，アルコールをやめていることをはっきりと話す
- 医師から止められていると言う
- 代わりの飲み物を提案する
- 相手にプレッシャーをかけられても，はっきりと「いらない」と断る
- 「いらない」という答えに相手が納得しないときは，別の人と話したり助けを求めたりする

❷断る練習

　これらを意識して，お酒を勧められたときに，どのように断るか練習してみましょう。実際の生活にできるだけ近い状況を準備してください。過去に起こった場面でもかまいませんし，将来起こりそうな場面でも結構です。一人で練習するのではなく，家族や支援者などにも手伝ってもらいましょう。いろいろな状況を想定して練習を繰り返すことが大切です。練習の後は，みなさんで意見を出し合ってください。まずよい点は褒めましょう。そして，さらに改善できる点があれば，それを提案しましょう。

［ロールプレイの設定］

- 場所，相手，状況を設定しましょう
- 相手にどんなことを言われるでしょうか？
- アルコールの勧めを断ったら相手はどのように反応するでしょうか？
- あなたはこの状況でどんな考えや気持ちをもつでしょうか？

Q ○○さんのロールプレイでよかった点はどこですか？

A

....

....

....

Q ○○さんのロールプレイで改善できる点やもっとよい対処はありますか？

A

....

....

....

　自分一人の力でお酒をやめることはなかなか難しいものです。お酒をやめたいのに，なかなか自分の意思だけではうまくいかず，再飲酒を繰り返してしまう場合には，アルコール依存症の専門外来に相談してみるのもいいと思います。最近では，新しいタイプの断酒補助薬も開発されており，断酒の一助になるかもしれません。また断酒をがんばっている方たちが互いに励ましあってアルコール依存症を克服していく自助グループもありますので，地域の自助グループに参加してもいいかもしれません。

　また，従来のアルコール治療はお酒をやめることに重点が置かれていましたが，近年では，飲酒を減らすことで，健康や生活の質が改善することがわかってきました。そのため，「節酒」もしくは「減酒」，つまりお酒を飲む量や頻度を減らすことで問題のない飲み方にするなど，それぞれのニーズに合わせて上手なお酒との付き合い方を支援していくという新しい治療も登場してきています。

　それでもうまく減らせない人は，1日の飲酒量を減らすのではなく，断酒日を設定して周囲の人に伝えましょう。たとえば，「月曜日は絶対に飲まない，1滴も飲まない！」と宣言するのです。成功したら，断酒日を徐々に増やしていきましょう。

　お酒を上手に減らしていくためには，自分自身でその日（もしくはその週）の飲酒量

の上限を設定し、どのような状況でどんなお酒をどのくらい飲酒したかを記録していくことが有用です（表15—4）。ビールや日本酒、ワインなどお酒の種類によってアルコール濃度は異なるため、表15—5を参照して、アルコール量に換算して記載しましょう。

表15—4 飲酒記録表

	飲酒した状況	飲酒量
月　日（　）		（　　　ドリンク）
月　日（　）		（　　　ドリンク）
月　日（　）		（　　　ドリンク）
月　日（　）		（　　　ドリンク）
月　日（　）		（　　　ドリンク）
月　日（　）		（　　　ドリンク）
月　日（　）		（　　　ドリンク）

表15—5 アルコール換算表

種類	量	ドリンク数
(1) ビール（5％）・発泡酒	コップ（180mL）1杯	0.7
	小ビンまたは350mL缶1本	1.4
	中ビンまたは500mL缶1本	2.0
	大ビンまたは633mL缶1本	2.5
	中ジョッキ（320mL）1杯	1.3
	大ジョッキ（600mL）1杯	2.4
(2) 日本酒（15％）	1合（180mL）	2.2
	お猪口（30mL）1杯	0.4
(3) 焼酎・泡盛（20％）	ストレートで1合（180mL）	2.9
焼酎・泡盛（25％）	ストレートで1合（180mL）	3.6
焼酎・泡盛（30％）	ストレートで1合（180mL）	4.3
焼酎・泡盛（40％）	ストレートで1合（180mL）	5.8
(4) 酎ハイ（7％）	コップ1杯（180mL）	1.0
	350mL缶酎ハイ1本	2.0
	500mL缶酎ハイ	2.8
	中ジョッキ（320mL）1杯	1.8
	大ジョッキ（600mL）1杯	3.4
(5) カクテル類（5％）	コップ（180mL）1杯	0.7
	350mL缶1本	1.4
	500mL缶1本	2.0
	中ジョッキ（320mL）1杯	1.3
(6) ワイン（12％）	ワイングラス（120mL）1杯	1.2
	ハーフボトル（375mL）1本	3.6
	フルボトル（750mL）1本	7.2
(7) ウイスキー，ブランデー，ジン，ウォッカ，ラムなど（40％）	シングル水割り1杯（原酒で30mL）	1.0
	ダブル水割り1杯（原酒で60mL）	2.0
	ショットグラス（30mL）1杯	1.0
	ポケットビン（180mL）1本	5.8
	ボトル半分（360mL）	11.5

注意：1）1ドリンクは，純アルコールで12.5mLまたは10ｇ。
　　　2）発泡酒はビールと同じ。
　　　3）カクテル類とは，果実味などを含んだ甘い酒をいう。

出典　厚生労働省ホームページ（http://www.mhlw.go.jp/topics/tobacco/houkoku/dl/100222i.pdf）を一部改変

タバコをやめるために

1 タバコの問題点

みなさんのなかに，立て続けにタバコを吸ったり，朝起きてすぐにタバコを吸いたくなる人はいませんか？　ニコチンの血中濃度が低下すると，イライラや不安が出現するため，これらの症状を抑えるために，さらに繰り返し喫煙をしたいという強い欲求が出てきて，喫煙は習慣となっていきます。朝起きてすぐにタバコを吸いたくなるのは，一晩の睡眠によりニコチンの血中濃度が低下したためと考えられます。このような状態を「ニコチン依存症」といいます。

ご存じのように，タバコには肺がんをはじめとしたさまざまな健康への悪影響があります。また，タバコから出る煙で周囲の人へ害を及ぼす可能性もありますし，一日に何箱も吸えば毎日のタバコ代も大きな負担になります。さらに，ニコチンには抗精神病薬の血中濃度を低下させ，効果を弱めてしまう作用があるため，タバコをやめると服用量を減らすことができる場合もあります。近年では，日本でもようやく分煙，禁煙の文化が進んできている印象がありますが，諸外国では喫煙や受動喫煙に対する取り締まりは日本以上に厳しい現状です。

あなたも，この機会にぜひ禁煙にチャレンジしてみましょう。

Q あなたにとっての喫煙のメリット・デメリットをあげてみましょう。

A

メリット：
....

デメリット：
....

....

---

2 禁煙してみよう

まず，今まで禁煙に失敗したことがある人は，失敗の原因やタバコが吸いたくなる状況について振り返ってみましょう。

第15章　食生活や嗜好品を見直そう　291

Q あなたが今まで禁煙に失敗した原因はどんなことですか？

A

Q あなたは，どんな場所や状況でタバコを吸いたくなりますか？

A

　禁煙のコツは，いつからやめるといった「禁煙開始日」を決定し，周囲の人に禁煙宣言することです。禁煙を始めた後は，タバコを吸いたくなるような場所への外出を控えることも必要です。タバコを吸いたくなったときには気分転換をしましょう。たとえば，ガムを噛んだり，禁煙グッズを使ってみるのもいいでしょう。家にあるライターやタバコを購入するためのカードを捨てることも意味があります。今まで禁煙に失敗したことがある人は，どんなことが原因で失敗したのかを振り返ることも大切です。また，家族に喫煙者がいるとなかなかやめられないものなので，家族みんなで禁煙することをお勧めします。

　自分でタバコをやめる自信がないなという人は，主治医に相談して禁煙外来を紹介してもらいましょう。最近では，ニコチン依存症は保険診療となっており，禁煙を補助する薬もあります。ニコチンを塗り込んだシール（ニコチンパッチ）を皮膚に貼ったり，ニコチン入りのガムを噛むなど，徐々に禁煙する方法を指導されます。禁煙治療の際には精神症状の変化に注意することが必要です。もし，症状が悪化するようであれば，主治医に相談してみましょう。

Q あなたがタバコを吸いたくなったときの気分転換の方法は何ですか？

A

[禁煙開始日]

　　　年　　月　　日から私は禁煙を開始します。

（山口大樹）

第 16 章

暴力や自傷を減らすために

本章の要旨

　精神症状によってイライラしたり，生活がうまくいかないと感じているとき，人によっては自暴自棄になって暴れてしまったり，自分を傷つけるような行動をしてしまうかもしれません。このような相手や自分を傷つけてしまう行動を減らすことは，なかなか自分一人の努力だけではうまくいかないことも多く，家族や支援者といった周囲の人の理解や協力がとても大切になります。暴力や自傷が見られたときには，「ダメな人間だ」などと自分自身を責めたり，周囲の人もその行動を非難したり無視したりするのではなく，それらの問題行動を減らすために一緒に取り組んでいく姿勢を示すことが重要です。

　本章では，①暴力，②自傷という重大な問題に発展してしまうこともある行動を取り上げ，今まで練習してきた「積極的傾聴（119ページ）」，「問題解決技法（128ページ）」，「早期警告サイン（174ページ）」といった技法を上手に組み合わせることで，具体的な解決方法を見つけていきましょう。

暴力を減らすために

1 暴力は予防が大切

　みなさんのなかに，イライラすると怒鳴ってしまったり，大切なものを壊してしまったり，時には家族を叩いてしまったりといった行動をとってしまう人はいませんか？そういった行動をとってしまった後には，とても嫌な気持ちになり後悔や反省をしますよね。暴力というと，多くの人は「叩く」「蹴る」「物を壊す」といった行動を思い浮かべると思いますが，「馬鹿野郎」「ぶっ殺すぞ」といった怒声や威嚇する行動も言葉の暴力となります。多くの場合は，病気の症状の一つであり，本心から暴力を振るっている

294　Ⅱ　教材編

わけではないと思います。

　暴力が生じてしまうと，暴力を受けた人はもちろんのこと，自分自身にも不利益が生じてしまいます。ですから，誰も傷つかないように暴力を予防していくことがとても大切になります。

2 　暴力と精神症状

　普段は穏やかな人も，自分のことを中傷するような幻聴が聴こえたり，周りのみんなが自分を攻撃していると感じたときには，自分自身を守るために暴力を振るってしまうことがあります。時には「家族もグルなんじゃないか」と，支援者であるはずの家族も妄想の対象となってしまい，家族に対して攻撃的になってしまうこともあるでしょう。また，一見すると幻聴や妄想といった精神症状が見られなくても，病気のためにイライラしやすくなったり，気持ちのコントロールがうまくできないこともあり，性格の問題などと誤解されてしまうこともあります。

3 　暴力を減らそう

❶暴力の予兆に気がつく

　はじめに，どんな状況で暴力が生じることが多いか，また暴力が生じる前に態度や体調の変化など何らかの暴力のサインがあるかについて，今まで暴力を振るってしまった状況を振り返ってみましょう。

Q あなたが暴力を振るってしまった状況はどんな状況でしたか？

A

....

....

....

Q 暴力を振るってしまう前に，何か態度や体調の変化はありましたか？

A

多くの暴力には，その原因となっている状況があります。原因となっている状況を理解し，どのくらい暴力の危険性が切迫しているかを知ることで暴力を防げる可能性があります。

暴力を減らすためには，自分自身の「暴力の予兆」を認識することが大切です。イライラや興奮など暴力が生じやすい状況というのは，人によって決まったパターンがあることが多いです。たとえば，人ごみや長時間同じ場所にいることが苦手でイライラしてしまう人もいれば，前日眠れていなかったり，家族に注意されることでイライラする人もいるでしょう。どういう状況で自分が暴力を振るってしまいやすいかパターンを見つけましょう。一般的に暴力が生じやすい状況を下記に示します。

［暴力が生じやすい状況］

- 幻聴や妄想などの精神症状が不安定である
- イライラしている，興奮している
- 自由にできない空間にいる
- 薬の副作用で足がムズムズしたり，怒りっぽくなっている
- 人ごみ，寒暖の差といった環境的な要因がある
- 経済的な困窮がある
- 社会的な支援が不足している
- ライフイベント（近親者との死別，失職など）がある

また，態度や体調の変化など何らかのサインがある人もいます。たとえば，口数が少なくなる，表情が硬くなる，舌打ちが多くなる，身体に力が入る，ドアの閉め方が強くなるなど，暴力を振るってしまう前のサインに自分で気がつけるようになることはとても大切です。

このような暴力の予兆は，なかなか自分自身では気がつけないこともあり，自分の認

識と家族の認識が異なっていることもあります。また，自分では気がつかない予兆を家族や支援者が気がついていることもあるので，周囲の人たちとも一緒に確認してみましょう。

❷衝動制御記録表を活用しよう

　自分の暴力の予兆がわかったら，次にどうやったら暴力を振るわないように，上手に別の方法に置き換えられるかについて考えてみましょう。暴力の予兆に気がついたら，音楽を聴く，運動をする，風呂に入るといった気分転換をしてリラックスするように心がけてみましょう。また，頓服薬を内服するということも，イライラや興奮を鎮めるためにはとても有効な手段ですので，主治医に相談してみるといいと思います。

> **Q** あなたが暴力を振るってしまいそうなときの有効な気分転換の方法はどんなことですか？

> **A**

　もちろん，すべての方法がうまくいくわけではありません。人それぞれに有効な対処法，無効な対処法があると思います。暴力を振るってしまいそうになった状況（もしくは振るってしまった状況），そのときとった対処法，その結果気持ちがどのように変化したかということを繰り返し記録することで，どのような状況で暴力が生じやすく，どのような対処法が自分にとって有効であるか気がつくことができます。もし，暴力を振るってしまいそうになった（もしくは振るってしまった）ときには298ページの衝動制御記録表を応用して記録をつけてみましょう。

第16章　暴力や自傷を減らすために　297

衝動制御記録表

氏名

どのくらい困ったかの程度：0＝まったく困らなかった　5＝困った　10＝非常に困った
対処法がどのくらい有効だったかの程度：0＝まったく無効　5＝少し有効　10＝非常に有効

日付 時間	何が問題でしたか？ どのくらい困りましたか？ （0～10）	その問題にどうやって対処 しましたか？	その結果どうなりましたか？ 対処法は効果的でしたか？ （0～10）
／			
／			
／			
／			
／			
／			

「リカバリーのためのワークブック」中央法規出版，2018年

［衝動制御記録表の使用方法］

①最初の列に，問題（ここでは主にイライラや暴力）が生じた日付と時間を記入します。

②次の列には，問題の内容，程度（ここでは主に，どんなことでどの程度のイライラや暴力が生じたか）を具体的に記入します（例；「家で勉強をしていたら，外の子どもの声がうるさくてイライラして壁を叩いてしまった」）。また，どのくらい困ったかの程度を０（まったく困らなかった）～10（非常に困った）の数字で記入してください。

③三番目の列には，その問題にどう対処したかを記入します（例；「好きな歌手の音楽をイヤホンで聴いて気分転換をした」）。

④最後の列には，その対処法を実行して気持ちがどのように変化したかを記入します（例；「音楽を聴いて外の音が気にならなくなった」）。また，対処法がどの程度有効だったかを，０（まったく無効）～10（非常に有効）の数字で記入してください。

⑤問題が起こるたびに，衝動制御記録表に①～④について記入し，主治医や訪問看護師，家族らと振り返りましょう。その対処法がどの程度有効だったか，有効でなければ別の対処法がないかについて繰り返し検討していくことで，徐々にイライラや暴力を自分で制御できるようになります。

4 家族・支援者ができる対応

　次に，暴力を減らすために家族ができる対応について考えてみましょう。それぞれの家庭で今まで実践してきた対応方法があると思います。どのような対応をしてきたか書き出してみましょう。うまくいった対応，いかなかった対応に分けて書き出してみてください。

Q あなた（家族）は，暴力が生じそうなとき（もしくは，生じてしまったとき）にどのような対応をしていますか？

A

　うまくいった対応

　うまくいかなかった対応

では，暴力を減らすために家族ができる好ましい対応について整理してみましょう。

第16章　暴力や自傷を減らすために　299

❶周囲が気がついてあげる

　暴力を減らすためには，家族の協力が不可欠です。家族のかかわり方一つで予防できる暴力もたくさんあります。暴力の予兆というのは，なかなか自分自身では気がつけない場合もあり，「イライラしているな」「いつもと違うな」と家族が先に気づいて，できる対処をしてあげることが必要です。本人にとってみれば，自分のことを中傷するような幻聴が絶え間なく聴こえていたり，周りがみんな敵に見えているわけですから，「本人の立場になれば，イライラするのもしかたがない」と理解，尊重してあげることが重要です。

❷予兆のパターンやサインを共有する

　先ほど述べた予兆のパターンやサインを本人と共有し，「こういった予兆が見られたらこうしよう」と事前に約束事をつくっておくこともとても重要です。口約束だと忘れてしまうこともあるため，きちんと紙に書き出して本人と共有したり，冷蔵庫やトイレなど普段から目につくところに貼っておくことも有効です。

❸本人を尊重し落ち着いて対応する

　イライラや興奮が見られているときには，なかなか人のアドバイスが耳に入らないものです。そのような状況のときには，家族も落ち着いたトーンでゆっくり話しかけることを心がけましょう。複雑な話は避け，できるかぎりシンプルに伝えることがポイントです。積極的傾聴の技法（119ページ）を用いてしっかり傾聴し，「そういうことがあったんだね」「守ってあげる」といった自分が支援者であるというメッセージを本人に伝え，本人のことを尊重していることを態度や言葉で示しましょう。興奮している本人の訴えを，「○○が原因でイライラしているんだね」というように，本人の不安を冷静でわかりやすい言葉に置き換えることで，理解してもらっていると感じ落ち着くこともあります。落ち着かせようとして，高圧的，命令的な態度をとったり，脅威を与えるような態度は逆効果になるので避けなければなりません。

❹パーソナルスペースを侵害しない

　人には居心地のいい距離というものがあり，これをパーソナルスペースといいます。パーソナルスペースを越えて近づきすぎると，人はかえってイライラを強めてしまうこともあります。近づきすぎることで，つい出てしまった手があたってケガをしてしまうこともあり，そのような意味でも適切な距離をとることはとても大切になります。ま

た，真正面に立つと，そのつもりがなくても緊張が高まってしまうこともあり，隣もしくは斜め45度の位置にいることがいいといわれています。さらに，本人と目線の高さを合わせるといった工夫も意味があります。場合によっては，少し距離をとって一人でそっとしておくことで気持ちの休息が得られ，イライラや興奮がおさまることもあります。

　家族は心配のためついつい傍らに寄り添ってあげたいという気持ちになりますが，距離をとることも一つの選択肢となることを知っておいてください。

❺対応する人や人数を工夫する

　暴力の予兆がなかなかおさまらないときには，対応する人を交代するという方法もあります。母親が対応してうまくいかなくても，父親や兄弟に代わるとうまくいくこともあるでしょう。それでも難しいようであれば，主治医に電話をして対応してもらってもいいかもしれません。

　また，暴力の程度が激しい場合には，一人で対応するとケガをしてしまう危険性もあります。そのため，一人での対応が難しいようであれば，一時的に退避したり，複数名で対応するといった工夫が必要となります。

❻気持ちを明確に伝える

　暴力を受けていい気持ちになる人はいません。残念ながら暴力が生じてしまったときには，自分が暴力を受けてどういった気持ちであったかを明確に本人に伝えましょう。そうすることで，本人自身も「心配をかけているんだ」という気持ちに気がつき，落ち着くこともあります。

❼一緒に振り返りをする

　気持ちが落ち着いてきたら，暴力を振るってしまったことを責めるのではなく，問題解決技法（128ページ）を参照しながら，家族みんなで暴力という問題について具体的に話し合っていくことがとても大切です。

[家族・支援者ができる対応]

・暴力が生じる前のイライラ，興奮に気づく
・本人のイライラについて理解，尊重する
・予兆のパターンを共有する
・約束事をつくる
・落ち着いた声のトーンでシンプルに話す
・味方であるというメッセージを伝える
・本人の訴えを言い換える
・高圧的，命令的，脅威を与えるような態度をとらない
・対応する人を交代する
・適切な距離を保つ，パーソナルスペースに侵入しない
・気持ちの休息をとる時間を与える
・状況によっては退避する，複数名で対応する
・暴力を受けたときには，自分の気持ちを明確に伝える
・一緒に振り返りをする

自傷行為を減らすために

1 自傷行為とは？

　みなさんのなかに，つらくて死んでしまいたい，消えてしまいたいと考える人もいるかもしれません。また，苦痛から逃げるために，自分のことを傷つけてしまったことがある人もいるかもしれません。そのような自分のことを傷つける行為を「自傷」といいます。なかには，死にたいと考えているのではなく，生きていることを実感するため，イライラを鎮めるため，自分を戒めるためなど，精神的な苦痛を一時的に緩和するために自傷をする人もいます。

　しかし，最初は精神的な苦痛から逃げるために行っていた自傷は，何回も繰り返すうちにだんだん自分自身でもコントロールできなくなり，重大な結果を引き起こしてしまうこともあります。そのため，「死ぬつもりがないから」と自傷を繰り返すことを放置するのではなく，きちんと適切な対応をすることが大切です。

302　Ⅱ　教材編

2　自傷行為と精神症状

　自傷はそれ自体が病気というわけではないのですが，さまざまな精神疾患に見られる行為です。精神科に通院している人の多くは，一度は死んでしまいたいと考えたことがあるといいます。また，そのなかには，実際に何らかの自傷行為をしてしまった経験がある人もいるかもしれません。そのような人の多くは，自分自身が体験している嫌な気分や独特の違和感を和らげる目的で，明らかなきっかけがないにもかかわらず衝動的に自傷しています。また，被害的な内容の妄想や自身を中傷するような幻聴から逃げる目的で自傷したり，精神疾患を患いながら生活することへの苦悩や自身への嫌悪感など，病気の経過のなかで直面する現実的な問題に関連して自傷をすることもあります。

　精神科に通院している人のなかには，自身の苦痛について周囲の人々に助けを求めることが苦手であったり，困惑や混乱のため自身が体験している妄想や幻聴といった精神症状について相手にうまく伝えられない人も多いです。また，周囲の人々も本人の苦痛や精神症状，さらには死んでしまいたいという気持ちに気がついていない場合もあり注意が必要です。

3　自傷を減らそう

　先ほど練習した「暴力を減らそう」の項と同様に，まずはじめに，どんな状況で自傷したい気持ちが強くなるかについて考えてみましょう。

Q　あなたが自傷をしたくなるのはどんなときですか？

A

第16章　暴力や自傷を減らすために　303

Q あなたは自傷をしたくなるとき，どんな気持ちになりますか？

A

Q あなたが自傷をする目的はどんなことですか？

A

Q あなたはどんな方法で自傷することが多いですか？

A

Q 自傷をしてしまった後，どのような気持ちになりますか？

A

Q 自傷したい気持ちが強まったときに，それを防ぐためにどんな工夫をしていますか？

A

Q 自傷したい気持ちが強まったときに，誰に相談しますか？

A

❶自分の問題点を知ろう

　一般的に，自傷をしやすい人には特徴があるといわれています。自傷行為を減らすためには，まず自分の問題点を知っておくことがとても大切です。たとえば，飲酒量が多い人は飲酒量を減らす工夫（284ページ）をしたり，イライラしやすい人は298ページの

衝動制御記録表を応用してもいいかもしれません。自分自身でもどんな状況や気分が自傷の引き金になっているかを把握することは，自傷を減らすことに役立ちます。

[自傷をしやすい人の問題点]

★今までに自傷したことがある

★アルコールを飲む量が多い

★精神症状が不安定である

★不安感が強くイライラしやすい

★パニックになりやすい

★絶望感を感じている

★攻撃的な性格である

★衝動を抑えるのが苦手である

☆孤立感を感じている

☆社会的な支援が乏しいと感じている

☆援助を求めることへの抵抗がある

☆専門機関へ受診しにくい環境にある

☆手元に刃物や余った薬を置いておく

●最近つらい出来事があった

●大きな身体の病気や痛みを慢性的に抱えている

●失業や借金など経済的な困窮がある

●近親者との死別や離婚などのライフイベントがあった

Q あなたにあてはまる問題点はありますか？

A

自分の問題点がわかったら，次に問題点を解決するためにはどうしたらいいかを考えてみましょう。もちろん，中には●印の項目のように容易に改善することが困難な要因もありますが，★印の項目は薬物療法などの医療的な介入だけでなく，ここまで習得し

てきた技法を組み合わせることで改善の余地はありますし，☆印の項目は専門の窓口に相談し，支援者に協力してもらうことで解決することが可能かもしれません（275ページ）。

❷自傷をしたい気持ちが強まったときの対処法

　自傷を減らすために役立つ工夫もたくさんあります。自分自身の自傷をしやすい状況を把握したら，それを防ぐための工夫についても考えてみましょう。自傷をしたい気持ちの多くは，精神症状が安定することで軽減することが期待されます。また，一時的に自傷したい気持ちが高まっても，数分〜数時間程度うまくやり過ごすことで，その気持ちはおさまってくるといわれています。そのため，自傷したい気持ちが強くなってしまった際には，好きな音楽を聴いたり，誰かと話したり，買い物に行ったりと気分転換をとることがとても大切になります。お酒を飲むという対処は，かえって衝動性を高めてしまう危険性があるのでお勧めできません。手元に刃物や余った薬を置かないといった工夫も必要になります。

　時には精神疾患を患って生活していくなかでの苦悩や苦痛もあるかもしれません。そういったときには，自分自身や周囲の人々を責めるのではなく，問題解決技法（128ページ）を活用して，現実的で具体的な解決策を考えていくことがとても大切です。また，298ページの衝動制御記録表を応用することで，自傷したい気持ちが強くなったときの対処法が見つかるかもしれません。

　　［自傷を減らすための工夫］

> ・家族や友人，地域の支援者など強い味方（理解者）をつくる
> ・問題解決技法（128ページ）を習得している
> ・個人的・社会的・文化的・宗教的な信条
> ・手元に刃物や余った薬を置かない
> ・何かあればすぐに相談できる専門機関をつくる
> ・お酒に逃げない
> ・数分〜数時間うまくやり過ごす方法を身につける

第16章　暴力や自傷を減らすために　307

4 家族・支援者ができる対応

❶本人の気持ちを支持的に傾聴する

　死んでしまいたい気持ちを打ち明けられたとき，それを聞いた多くの人は不安な気持ちになり動揺します。「言っているだけ」「勝手にしろ」といった気持ちが芽生えるかもしれません。しかし，あなたを信頼しているからこそ気持ちを打ち明けたのであり，文字通り死にたいわけではなく，自身が経験している苦痛や苦悩から逃れるための一種の対処法として「死んでしまいたい」という言葉を発しているのです。つまり，「死んでしまいたい」という気持ちと「生きていたい，助かりたい」という気持ちの間で激しく揺れ動いている状態にあります。ですから，本人の訴えを時間をかけて傾聴し，その苦痛や苦悩に共感し理解しようとする姿勢を見せることで，「生きていたい，助かりたい」という気持ちのほうに引っ張ってあげることができます。

　なかなか声をかける言葉が見つからなくても，沈黙をじっと共有することで本人からの言葉を引き出せることもあります。また，死にたい気持ちについて尋ねることは，それらを悪化させることにはならないといわれています。話をそらすこと，安易な激励や批判をすること，世間一般的な価値観を押しつけること，性急に助言をしようとすることは，本人を絶望させる可能性もあるため避ける必要があります。そのうえで，「自分を傷つけないでほしい」という気持ちを本人に伝え，死なない約束をすることがとても重要です。

❷「限界設定」をしない

　自傷行為を繰り返している場合は，一方的に自傷を禁止したり制限するのではなく，自傷行為は一種の援助を求める行動であり，その背景にある苦痛や苦悩を理解することが大切です。一方的に自傷を禁止したり制限することを「限界設定（リミット・セッティング）」と呼びますが，近年の報告では，自傷を減らすためにはあまり効果がないといわれています。自傷を病気が治っていく過程の一部と考え，本人と一緒にどうやったら自傷行為を減らすことができるかについて話し合っていくことも必要です。

❸自傷のパターンやサインを共有する

　自傷行為をする前には，何らかのパターンやサインがあることがあります。暴力と同じように，それぞれのパターンやサインを日頃から話し合い，早期警告サイン（174ページ）について家族内で共有しておくことがとても大切です。

308　II　教材編

❹孤立させない

自傷行為を減らしていくうえで，援助者の存在はとても重要です。良好な家族関係や友人，地域の手厚い支援は，それ自体が自傷行為の防止につながります。家庭や学校，職場，地域で良好な支援体制をつくることで本人が社会から孤立することを防ぐことができるかもしれません。

[家族・支援者ができる対応]

- 支持的に傾聴する（積極的傾聴，119ページ）
- 状況を真剣にとらえる
- 本人の意見，価値観を尊重する気持ちを表す
- 死にたい気持ちやその計画について尋ねる
- 自傷する以外の方法がないか一緒に考える
- 何か援助できることがないか確認する
- 時間をこちらに預けてもらい，死なない約束をする
- 危険性が高い場合には，目を離さず寄り添う

[望ましくない対応]

- 状況を軽視，無視する
- 横柄な態度をとる
- 困惑したり，感情的になる
- 話を頻回に中断する
- 誘導的な質問や不明瞭な発言をする
- 「すべてうまくいく」「がんばれ」といった安易な激励・助言をする
- 前に進むことを要求する
- 一人きりの状況で孤立させる

5 死にたい気持ちが切迫しているときの対応

「死んでしまいたい」と考えている人には，悲しみ，孤独感，何もできないという無力感，将来への希望のなさ，自分には価値がないという無価値感といった共通の気持ちがあるといわれています。死んでしまいたい気持ちが強くなったり，実際に自傷行為をしてしまった場合には，その緊急性，切迫性がどのくらいあるかということを評価する

第16章　暴力や自傷を減らすために　309

必要があります。

　そのためには，死にたい気持ちがあるかどうか，どのくらい強いか，いつから死にたいと考えているか，どのくらいの時間続いているか，具体的な計画を立てているか，過去に自傷したことがあるかといったことを確認します。さらに，抑うつ気分，幻聴や妄想といった精神症状とその安定性，攻撃性や衝動性といった本人の性格傾向，本人を取り巻く社会的状況や家族の支援体制などを総合的に考える必要があります。

　本人が死にたい気持ちを否定した場合でも，表面的に否定しているだけであったり，うまく援助を求められていない可能性，さらには時に自傷した後，一時的に気持ちがすっきりしたように見える状態である可能性もあるため注意が必要です。また，死にたい気持ちが見られない場合であっても，精神症状が不安定な場合や急激に精神症状が悪化した場合には，自傷の可能性についても十分に注意をする必要があります。

　　　［死にたい気持ちを評価するポイント］

　　　・死にたい気持ちの有無
　　　・死にたい気持ちの強さ
　　　・死にたい気持ちがいつからあるか
　　　・どのくらいの時間続いているか
　　　・具体的な計画を立てているか
　　　・過去に自傷したことがあるか
　　　・精神症状とその安定性
　　　・攻撃性や衝動性といった本人の性格傾向
　　　・経済状況や支援体制など社会的状況

　死にたい気持ちが切迫していたり，自傷を繰り返している場合には，入院治療も含めた早急な対応をかかりつけの専門機関に相談する必要があります。そのような場合には，時には時間外であっても24時間対応可能な救急病院に受診したり，各都道府県にある精神科救急情報サービスを利用したり，必要によっては警察に保護を依頼することも可能です。何よりも本人の安全を第一に考えて行動しましょう。

Q 死んでしまいたい気持ちが切迫したときにはどこに連絡しますか？

A

(電話番号：　　　　　　　　　)

問題解決シートを活用しよう

　本章で取り上げたような暴力や自傷を減らしていくためには，周囲の人々が本人の行動に関心を寄せて協力することが必要です。特に，家族と同居している場合は，本人ががんばって暴力や自傷を減らそうと努力をしていても，家族が無関心，非協力的ではうまくいきません。ここまで練習してきたように，問題解決シート（312ページ）を用いて，一緒に解決方法を考えていく必要があります。本人だけではなく，周囲の支援者が一緒になって取り組むことで，暴力や自傷といった問題行動は改善していくことが期待されます。これらの問題行動が改善されれば，今よりもっと良好な家族関係，積極的な社会的活動が可能となり，病気の回復にもつながっていくでしょう。

（山口大樹）

問題解決シート

ステップ1：問題点と目標は何ですか？
　　　　ここに自分たちの言葉で問題点と目標を正確に書けるまで話し合いましょう。
　　　　よりはっきりさせるため，互いに質問をしましょう。大きな目標は，小さく分けて考えましょう。

問題点：＿＿＿＿＿＿＿＿＿＿＿＿＿＿＿＿＿＿＿＿＿＿＿＿＿＿＿＿＿＿＿＿＿＿＿＿＿＿

目　標：＿＿＿＿＿＿＿＿＿＿＿＿＿＿＿＿＿＿＿＿＿＿＿＿＿＿＿＿＿＿＿＿＿＿＿＿＿＿

ステップ2：考えられる，さまざまな解決方法をリストアップしましょう―ブレインストーミング
　　　　あらゆるアイデアを自由にあげてください。あまりよくないと思われるものでも構いません。
　　　　周りの人にも助けてもらいましょう。このステップではそれぞれの利点・欠点については話し
　　　　合わないでください。

＿＿

＿＿

＿＿

＿＿

＿＿

ステップ3：リストアップしたすべてのアイデアの利点と欠点を，みんなで検討しましょう
　　　　アイデアそれぞれの利点と欠点を簡潔に話し合いましょう。メモを取る必要はありません。

ステップ4：最も適切で，実現可能と思われる解決方法を選びましょう
　　　　利用できる資源（時間，技能，お金，その他）のことも考えながら，最も適切かつ容易にでき
　　　　る解決方法を選び出しましょう。

＿＿

ステップ5：ステップ4の解決方法をどのように実行していくか，具体的な計画を立てましょう
　　　　必要な資源を用意し，どのように対処するか計画を立てましょう。
　　　　難しいステップはロールプレイで練習しましょう。

＿＿

＿＿

＿＿

進行状況を確認する日：＿＿＿＿＿＿＿＿＿＿＿＿＿＿＿＿＿＿＿＿＿＿＿＿＿＿＿＿＿＿

ステップ6：計画の実行過程を振り返りましょう
　　　　各自の努力を褒め合いましょう。各ステップでの過程を振り返ります。必要があれば計画を練
　　　　り直したり，別の解決方法も検討したりしましょう。問題が解決され，目標が達成できるま
　　　　で，問題解決技法を繰り返しましょう。

＿＿

＿＿

＿＿

「リカバリーのためのワークブック」中央法規出版，2018年

［資料］

慶應義塾大学医学部精神神経科学教室社会精神医学研究班　訳

Social Functioning Scale（Japanese Version）
社会機能評価尺度（日本語版）採点マニュアル

採点方法：

社会機能評価尺度（日本語版）には「①ひきこもり」「②対人関係」「③自立（実行）」「④社会参加」「⑤自立（能力）」「⑥娯楽」「⑦就労」の7つの評価項目があり，各項目の得点および全項目の合計得点により評価される。

それぞれの質問に対する得点は，網掛けの数字で示した。

使用上の注意：

・社会機能評価尺度（日本語版）は原著者の同意を得て，Social Functioning Scale（Birchwood, Smith, Cochrane, *et al.*: The Social Functioning Scale. The development and validation of a new scale of social adjustment for use in family intervention programmes with schizophrenic patients. Br J Psychiatry, 157; 853-9, 1990）より作製しました。

・本評価尺度を用いた発表には下記を引用してください。

根本隆洋，藤井千代，三浦勇太，茅野分，小林啓之，山澤涼子，村上雅昭，鹿島晴雄，水野雅文：社会機能評価尺度（Social Functioning Scale; SFS）日本語版の作成および信頼性と妥当性の検討．日社精医誌17: 188-195, 2008

　（Nemoto T, Fujii C, Miura U, Chino B, Kobayashi H, Yamazawa R, Murakami M, Kashima H, Mizuno M: Reliability and validity of the Social Functioning Scale Japanese version (SFS-J). JPN Bull Soc Psychiat 17: 188-195, 2008)

1　いつも何時に起きますか？

　　＿＿＿時＿＿＿分ごろ　　9時以前　3　　9〜11時　2　　11〜1時　1　　1時以降　0

2　1日のうち，何時間ぐらいをひとりで過ごしますか？

　　□0〜3時間　　　ひとりで過ごす時間はたいへん短い　　　3

　　□3〜6時間　　　たまにひとりで過ごす時間がある　　　2

　　□6〜9時間　　　ひとりで過ごす時間が長い　　　1

　　□9〜12時間　　ひとりで過ごす時間はかなり長い　　　0

　　□12時間以上　　ほとんどの時間をひとりで過ごす　　　0

3　家で自分から家族に話しかけることはどのくらいありますか？

　　□全くない0　　　□めったにない1　　　□たまにある2　　　□よくある3

4　何かの目的で外出することはどのくらいありますか？

　　□全くない0　　　□めったにない1　　　□たまにある2　　　□よくある3

5　よく知らない人に対して，あなたはどんな態度をとりますか？

　　□その人を避ける0　　　□緊張する1　　　□普通に接する2　　　□友好的に接する3

　　　　　　　　　　　　　　　　　　　「①ひきこもり」（1〜5）合計 ＿＿＿＿＿

6　現在何人の友人がいますか？（定期的に会ったり，一緒に何かをしたりする人）

　　＿＿＿＿＿人　　友人の数＝得点　ただし3人以上はすべて3点

7　異性の友人はいますか？または結婚していますか？

　　□はい3　　　　　　□いいえ0

8　家族，友人，知人などと，どのくらいの頻度で会話をしますか？

　　□全くしない0　　　□めったにしない1　　　□たまにする2　　　□よくする3

9　人と話をすることは，どのくらい難しいと感じますか？

　　□とても簡単3　　　□簡単2　　　　　□普通2　　　　　□難しい1

　　□とても難しい0

　　　　　　　　　　　　　　　　　　　「②対人関係」（6〜9）合計 ＿＿＿＿＿

10　最近３ヶ月間，以下の活動をどのくらいの頻度でしましたか？

	全く しなかった0	ほとんど しなかった1	たまにした2	よくした3
店で日用品を買う（助けを借りずに）	☐	☐	☐	☐
皿洗い，片付けなど	☐	☐	☐	☐
洗面，入浴	☐	☐	☐	☐
自分の服を洗う	☐	☐	☐	☐
仕事を探す（現在働いていない場合）	☐	☐	☐	☐
食料品を買いに出かける	☐	☐	☐	☐
食事の支度をする	☐	☐	☐	☐
ひとりで外出する	☐	☐	☐	☐
バスや電車を使う	☐	☐	☐	☐
お金を使う	☐	☐	☐	☐
お金の使い方を考える（小遣い帳をつけたり銀行で記帳することを含む）	☐	☐	☐	☐
自分で服を選んで買う	☐	☐	☐	☐
身だしなみに気をつける	☐	☐	☐	☐

「③自立（実行）」(10) 合計 ☐

11 最近3ヶ月間，以下の活動をどのくらいの頻度でしましたか？

	全く しなかった 0	ほとんど しなかった 1	たまにした 2	よくした 3
楽器の演奏，歌を歌う，音楽鑑賞	☐	☐	☐	☐
手芸（編み物，縫い物など）	☐	☐	☐	☐
庭仕事，植物の世話	☐	☐	☐	☐
本，雑誌，新聞などを読む	☐	☐	☐	☐
テレビ，ビデオを見る	☐	☐	☐	☐
CD，ラジオを聴く	☐	☐	☐	☐
料理，お菓子作り	☐	☐	☐	☐
ペットの世話	☐	☐	☐	☐
修繕作業（家具修理，ボタン付けなど）	☐	☐	☐	☐
散歩	☐	☐	☐	☐
ドライブ，サイクリング	☐	☐	☐	☐
ゲームをする（テレビゲーム，将棋など）	☐	☐	☐	☐
買い物，ウィンドーショッピング	☐	☐	☐	☐
芸術活動（絵画・工芸作品・ジグソーパズルなどの作製や鑑賞）	☐	☐	☐	☐
その他の趣味	☐	☐	☐	☐

「④娯楽」（11）合計 ☐

12　以下の活動を，どのくらい適切にできますか？

	適切にできる3	援助があれば できる2	できない1	やり方を 知らない0
公共の乗り物を使う（電車, バスなど）	☐	☐	☐	☐
お金を使う	☐	☐	☐	☐
お金の使い方を考える，予算を 立てる	☐	☐	☐	☐
自分で料理する	☐	☐	☐	☐
決まったものをいつもと同じ店 で買う	☐	☐	☐	☐
欲しいもの，必要なものを　適 切な店を選んで購入する	☐	☐	☐	☐
仕事を探す	☐	☐	☐	☐
自分の服や下着を洗う	☐	☐	☐	☐
身辺の清潔（入浴,歯磨きなど）	☐	☐	☐	☐
整理整頓	☐	☐	☐	☐
一人で外出する	☐	☐	☐	☐
自分で服を選んで購入する	☐	☐	☐	☐
身なりに気を遣う	☐	☐	☐	☐

「⑤自立（能力）」(12) 合計 ☐

13　最近 3 ヶ月間，以下の活動をどのくらいの頻度でしましたか？

	全く しなかった 0	ほとんど しなかった 1	たまにした 2	よくした 3
映画を見に行く	☐	☐	☐	☐
劇場に行く，コンサートに行く	☐	☐	☐	☐
屋内スポーツ観戦（バスケット， バレーなど）	☐	☐	☐	☐
屋外スポーツ観戦（サッカー，野 球など）	☐	☐	☐	☐
美術館・博物館に行く	☐	☐	☐	☐
展示会に行く	☐	☐	☐	☐
興味のある場所を訪れる，旅行に 行く	☐	☐	☐	☐
会合に出席する	☐	☐	☐	☐
習い事に行く	☐	☐	☐	☐
親戚の家を訪ねる	☐	☐	☐	☐
親戚が自分の家を訪ねて来る	☐	☐	☐	☐
友人（異性の友人を含む）と会う	☐	☐	☐	☐
宴会に出席する	☐	☐	☐	☐
正式な場に出席する	☐	☐	☐	☐
カラオケに行く	☐	☐	☐	☐
パチンコやゲームセンター，遊園 地に行く	☐	☐	☐	☐
屋内スポーツをする	☐	☐	☐	☐
屋外スポーツをする	☐	☐	☐	☐
学校や地域の行事に参加する	☐	☐	☐	☐
居酒屋やバーに行く	☐	☐	☐	☐
外食をする	☐	☐	☐	☐
墓参り，神社や寺，教会を訪れ る，宗教活動をする	☐	☐	☐	☐

「⑥社会参加」(13) 合計 ☐

14 あなたは定期的に仕事をしていますか？　　（職業訓練，授産施設，作業所なども含む）

□はい　　　　　　□いいえ

15 （14で「はい」と答えた場合）

どのような仕事をしていますか？

1週間に何時間働きますか？

どのくらいの期間その仕事に就いていますか？

16 （14で「いいえ」と答えた場合）

いつまで働いていましたか？

どのような仕事でしたか？

1週間に何時間働いていましたか？

17 デイケアに通っていますか？

□はい　　　　　□いいえ

質問14〜17の回答をもとに，以下の5〜0点で採点する。

1年以上週30時間以上の仕事，家事専従できちんと家事・育児をこなしている，学生でほとんどの授業に出席している	5
半年以上週30時間以上の仕事，家事専従できちんと家事・育児をこなしている，学生でほとんどの授業に出席している	4
週10時間以上の仕事，家事専従で手助けが必要だが何とか家事をこなせている，学生で2分の1以上の授業に出席している	3
作業所・授産施設に行っている	2
デイケアに参加している	1
全く働いていない（デイケアにも行っていない）	0

18 あなたは自分が何かの仕事に就けると思いますか？

  □そう思う2   □難しいかもしれない1   □できないと思う0

  既に仕事をしていれば2点

19 新しい仕事を探そうとしていますか？ （ハローワークに行く，求人広告を見るなど）

  □全くしていない0   □ほとんどしない1   □たまにする2   □よくする3

  既に仕事をしていれば3点

  「⑦就労」(14~19) 合計 ⬚

  ＳＦＳ合計（①~⑦の合計）⬚

以上

参 考 文 献

OTPを活用したわが国における地域精神医療モデルである，みなとネット21，ささがわプロジェクトについて，さらに知りたい方は下記の文献をご参照ください。

〈Optimal Treatment Projectに関連する代表的な文献〉

著書

1．水野雅文・丸山晋・村上雅昭・野中猛監訳：インテグレイテッド・メンタルヘルスケア——病院と地域の統合をめざして，中央法規出版，1997. (Falloon, I. R. H. & Fadden, G., *Integrated mental health care*, Cambridge University Press, 1993.)

2．イアン R.H.ファルーン・鹿島晴雄監修，水野雅文・村上雅昭編著，慶應義塾大学医学部精神神経科総合社会復帰研究班：精神科リハビリテーション・ワークブック，中央法規出版，2000.

3．水野雅文・村上雅昭・佐久間啓編：精神科地域ケアの新展開——OTPの理論と実際，星和書店，2004.

論文

1．水野雅文：大学病院における社会精神医学的実践——Optimal Treatment Project (OTP) とNPO法人みなとネット21における実証研究，日社精医誌，11, 264-266, 2002.

2．村上雅昭・水野雅文・稲井友理子・高橋佳代・松本弘子・広瀬絵里・金田知子・山下千代：東京の都市部における包括的地域精神医療の実践，精神神経学雑誌，105(9), 1181-1184, 2003.

3．水野雅文・村上雅昭：統合型地域精神科治療プログラム (OTP) とみなとネット21の試み，Schizophrenia Frontier, 5, 99-104, 2004.

4．村上雅昭・水野雅文：精神神経学会精神医療奨励賞受賞講演　NPO法人みなとネット21の活動と統合型地域精神科治療プログラム (OTP)，精神神経学雑誌，106(4), 806-811, 2004.

5．Mizuno, M., Sakuma, K., Ryu, Y., Munakata, S., Takebayashi, T., Murakami, M., Falloon, I. R. H., Kashima, H., "The Sasagawa project：A model for deinstitutionalisation in Japan," *Keio Journal of Medicine*, 54, 95-101, 2005.

6．Ryu, Y., Mizuno, M., Sakuma, K., Munakata, S., Takebayashi, T., Murakami, M., Falloon, I. R. H., Kashima, H., "Deinstitutionalization of long-stay patients with schizophrenia：the two-year social and clinical outcome of a comprehensive intervention programme in Japan." *Australian & New Zealand Journal of Psychiatry*, 40, 462-470, 2006.

7．Niimura, H., Nemoto, T., Yamazawa, R., Kobayashi, H., Ryu, Y., Sakuma, K., Kashima, H., Mizuno, M., "Successful aging in individuals with schizophrenia dwelling in the community：A study on attitudes toward aging and preparing behavior for old age." *Psychiatry and Clinical Neurosciences*, 65, 459-467, 2011.

8．Nemoto, N., Niimura, H., Ryu, Y., Sakuma, K., Mizuno, M., Long-term course of cognitive function in chronically hospitalized patients with schizophrenia transitioning to community-based living. *Schizophrenia Research*, 155, 90-95, 2014.

9．佐久間啓：あさかホスピタルグループにおける共生社会実現に向けての展開，精神神経学雑誌，119(9), 658-663, 2017.

あとがき

　本書は，故イアン・ファルーン教授が主宰して，欧州，特にイタリアを中心に地域ケアの理想的な方法論を追求した Optimal Treatment Project（OTP）の治療技法を，みなとネット 21，ささがわプロジェクトを通じた 20 年以上にわたる臨床経験をもとに，わが国の精神科サービスのなかで実践できるように紹介した治療技法のテキストです。

　みなとネット 21，ささがわプロジェクトはともに地域における精神科医療サービスの優れた実践例として日本精神神経学会から精神医療奨励賞を受賞し，専門家間では地域精神科サービスのあり方としてよく知られている実践です。そこで用いられる治療技法は，本書の前身である『精神科リハビリテーション・ワークブック』（中央法規出版），あるいはささがわプロジェクトの実際をまとめた『精神科地域ケアの新展開』（星和書店）のなかでも，これまでに詳細に紹介してきました。二書の刊行から歳月が経ち，日本でも早期介入や認知行動療法など，新しい概念や技法が普及していくなかで，このたび，今日の精神科サービスに合わせた本書『リカバリーのためのワークブック──回復を目指す精神科サポートガイド』を刊行する運びとなりました。

　この間，精神疾患による受診者数は増大の一途で，糖尿病やがん，脳血管疾患などの患者数をはるかにしのいでいます。ある研究によれば，精神疾患は，生涯を通じれば 5 人に 1 人が罹患し，その 75% は 25 歳以前に発症し，残念ながら 20 人に 1 人に何らかの障害を残すとされています。つまり，誰もが罹患し得る病であり，主に若年で発症するため，ともすれば，若年で罹患し，長年にわたりその人の人生に大きな影響を与え続ける可能性もあります。時宜を得た，適切な治療の開始が重要な疾患と考えられます。

　精神疾患のなかには，いつの日か脳の病として生物学的な解決がなされ，薬物療法などの生物学的治療により解消されるものもあるかもしれません。それは人類共通の願いでしょう。しかしながら，こころの働きは人の最高次機能であり，その解決にはどうやら時間がかかりそうです。その日を待つうちにも目の前の患者さんを援助しよう，同時代人として実行できることのすべてを包括する治療を追求するべしというのが，故イアン・ファルーン教授の考えであり，OTP の発想です。

　OTP では，精神障害を固定した障害としてとらえるのではなく，できるだけ早期に適切な働きかけをすることで，機能障害のレベルから根本的に治療し，発症前の精神機能，社会機能の完全なる回復を得ることを目指しています。編者ら 4 人は，20 年も前のことですが，ファルーン先生による OTP のトレーニングを幾度となく受講しました。本書をはるかに上回る資料をもとに，世界各地で 1 週間におよぶ合宿を行いなが

ら，さまざまな技法を繰り返し，練習した日々が懐かしく思い出されます。

　その後の実践を通じて，手間暇を厭わないエビデンスに基づいたかかわりを継続することこそが，確実な回復をもたらすことを実感し，確信するに至りました。脳機能の可塑性はストレスの少ない好適な環境で，戦略的な技法を用いた治療者との双方向性のやり取りのなかでこそ，いっそう高められることを日々実感しています。編者らが，ともにこうした臨床観を得られたのは，恩師である鹿島晴雄先生が主宰されていた神経心理学研究室に学び，出発点としていることに拠ると思います。OTPを理解し，ご支援くださった鹿島先生に心より感謝申し上げます。

　わが国でもアウトリーチと呼ばれる訪問診療が盛んになってきました。しかし，訪問はしたものの，服薬を確認して，家事を手伝うというよりは代行して，あとは何をしたらいいのでしょうか，という援助者が後を絶ちません。医師も，さまざまな精神療法の理論は知っていても，いざ患者さんの前では同じような話題しか提供できず診療内容の充実が図れない，当事者の不利不便をどこまで理解して治療的にかかわろうとしているかが見えない診察をしばしば見かけます。「記録や事故防止のために防衛的な時間を割くのではなく，常に患者，当事者の傍らでかかわりながら問題解決のための創意工夫を凝らすように」と，ファルーン先生に繰り返し説かれたドグマが思い出されます。

　2022年度から実施される新学習指導要領により，高校の保健体育の授業で「精神疾患の予防と回復」について教えられることが決まりました。新たなティーチングメソッドが求められるとき，今回の執筆陣に，力をつけた多数の若手が参加してくれたことも大きな収穫です。本書が，読者とともに，こころの健康に満ちた成熟社会を築く一助となることを願います。

　最後に，イアン・ファルーン先生の仕事を振り返りたいと思います。ファルーン先生は，1945年にニュージーランドのオークランドで生まれました。オタゴ大学医学部を卒業後，外科研修を経てイギリスへ渡り精神科研修を開始，その後ロンドンの精神医学研究所でマイケル・シェファード教授のもと，ジュリアン・レフ先生，ロバート・リーバーマン先生とともに社会精神医学研究室で研鑽されました。当初は臨床精神薬理の仕事もしましたが，コーピング研究開始後は一貫して心理社会的精神医学研究に邁進しました。

　ここにファルーン先生の代表的著作を紹介し，向後の研究の灯としたいと思います。今日でいうところの精神疾患の早期介入のアイデアは，ファルーン先生の碧眼をもって開かれた精神医学の新しい地平であったことが読み取れます。世界で初めての早期介入研究であるバッキンガム・プロジェクトの後，先生は心理家族介入や，さらに包括的な

アプローチの重要性を主張する数々の研究に専念され，2006年7月14日の逝去直前まで，OTPテキストの執筆に情熱を燃やしていました。

　本書をイアン・ファルーン先生の霊前に捧げます。

故 Ian R.H.Falloon（1945-2006）

主著

・Falloon, I. R. H. & Fadden, G., *Integrated Mental Health Care*, Cambridge University Press, 1993.（水野雅文・丸山晋・村上雅昭・野中猛監訳：インテグレイテッド・メンタルヘルスケア――病院と地域の統合をめざして，中央法規出版，1997.）

・Falloon, I. R. H., Laporta, M., Fadden, G., Graham-Hole, V., *Managing stress in families : Cognitive and behavioural strategies for enhancing coping skills*, Routledge, 1993.（白石弘巳・関口隆一監訳：家族のストレス・マネージメント――行動療法的家族療法の実際，金剛出版，2000.）

代表論文

・Falloon, I. R. H., Talbot, R. E., "Persistent auditory hallucinations : coping mechanisms and implications for management", *Psychol Med*, 11(2), 329-39, 1981.

・Falloon, I. R. H., Boyd, J. L., McGill, C. W., Razani, J., Moss, H. B., Gilderman, A. M. "Family management in the prevention of exacerbations of schizophrenia : a controlled study", *N Engl J Med*, 306(24), 1437-40, 1982.

・Falloon, I. R. H., Boyd, J. L., McGill, C. W., Williamson, M., Razani, J., Moss, H. B., Gilderman, A. M., Simpson, G. M., "Family management in the prevention of morbidity of schizophrenia. Clinical outcome of a two-year longitudinal study," *Arch Gen Psychiatry*, 42(9), 887-96, 1985.

・Magaña, A. B., Goldstein, J. M., Karno, M., Miklowitz, D. J., Jenkins, J., Falloon, I. R. H., "A brief method for assessing expressed emotion in relatives of psychiatric patients," *Psychiatry Res*, 17(3), 203-12, 1986.

・Falloon, I. R. H., "Early intervention for first episodes of schizophrenia : a preliminary exploration," *Psychiatry*, 55(1), 4-15, 1992.

・Falloon, I. R. H., Kydd, R. R., Coverdale, J. H., Laidlaw, T. M., "Early detection and intervention for initial episodes of schizophrenia," *Schizophr Bull*, 22(2), 271-82, 1996.

・Falloon, I. R. H., Coverdale, J. H., Laidlaw, T. M., Merry, S., Kydd, R. R., Morosini, P., Early intervention for schizophrenic disorders. Implementing optimal treatment strategies in routine clinical services. OTP Collaborative Group," *Br J Psychiatry Suppl.* 172(33), 33-8, 1998.

・Falloon, I. R. H., "General practice recruitment for people at risk of schizophrenia：the Buckingham experience," *Aust N Z J Psychiatry*, 34 Suppl:S131-6; discussion S140-4, 2000.

・Falloon, I. R. H., "Problem solving as a core strategy in the prevention of schizophrenia and other mental disorders," *Aust N Z J Psychiatry.* 34 Suppl:S185-90, 2000.

・Falloon, I. R. H., Montero, I., Sungur, M., Mastroeni, A., Malm, U., Economou, M., Grawe, R., Harangozo, J., Mizuno, M., Murakami, M., Hager, B., Held, T., Veltro, F., Gedye, R., OTP Collaborative Group, "Implementation of evidence-based treatment for schizophrenic disorders: two-year outcome of an international field trial of optimal treatment," *World Psychiatry*, 3(2), 104-9, 2004.

・Falloon, I. R. H., Economou, M., Palli, A., Malm, U., Mizuno, M., Murakami, M., Optimal Treatment Project Collaborative Group, "The clinical strategies implementation scale to measure implementation of treatment in mental health services," *Psychiatr Serv*, 56(12), 1584-90, 2005.

本書の出版にご尽力くださった中央法規出版の澤誠二さんと塚田太郎さんに深謝します。

2018年6月　イアンの13回忌を前に

編者一同

［執筆者一覧］（執筆順）

水 野 雅 文＊（東邦大学医学部精神神経医学講座・医師）

藤 井 千 代＊（国立精神・神経医療研究センター精神保健研究所地域・精神医療研究部・医師）

片 桐 直 之 （東邦大学医学部精神神経医学講座・医師）

山 澤 涼 子 （医療法人財団厚生協会大泉病院・医師）

井 上 直 美 （東邦大学医学部精神神経医学講座・臨床心理士）

山 田 紗 梨 （元東邦大学医療センター大森病院精神神経科・精神保健福祉士）

村 上 雅 昭＊（明治学院大学社会学部社会福祉学科・医師）

舩渡川智之 （東邦大学医学部精神神経医学講座・医師）

田 中 友 紀 （東邦大学医療センター大森病院精神神経科・作業療法士）

辻 野 尚 久 （済生会横浜市東部病院精神科・医師）

吉 尾　 隆 （東邦大学薬学部医療薬学教育センター臨床薬学研究室・薬剤師）

根 本 隆 洋 （東邦大学医学部精神神経医学講座・医師）

渡 邊 衡一郎 （杏林大学医学部精神神経科学教室・医師）

門 馬 共 代 （東邦大学医療センター大森病院看護部・看護師）

喜 田　 恒 （慶應義塾大学医学部精神・神経科学教室・医師）

千野由里子 （元東邦大学医療センター大森病院看護部・看護師）

三 上 敦 弘 （東邦大学医学部精神神経医学講座・医師）

鈴 木 航 太 （慶應義塾大学医学部精神・神経科学教室・医師）

今 村 剛 久 （社会医療法人あさかホスピタル・精神保健福祉士）

桑原純一朗 （社会医療法人あさかホスピタル・精神保健福祉士）

佐 久 間　 啓＊（社会医療法人あさかホスピタル・医師）

渡 邉　 理 （社会医療法人あさかホスピタル・医師）

新 村 秀 人 （慶應義塾大学医学部精神・神経科学教室・医師）

紺 野　 洋 （NPO 法人アイ・キャン・精神保健福祉士）

山 口 大 樹 （東邦大学医学部精神神経医学講座・医師）

＊編者

［編者紹介］

水野雅文
みずの・まさふみ

東邦大学医学部精神神経医学講座教授

1986年慶應義塾大学医学部卒業，同大学院修了，博士（医学）。イタリア政府給費留学生，パドヴァ大学心理学科客員教授，慶應義塾大学医学部精神神経科学教室専任講師，助教授を経て2006年より現職。
日本社会精神医学会理事長，日本精神神経学会理事，日本精神保健・予防学会前理事長，東京都精神保健福祉協議会理事長，IEPA Early Intervention in Mental Health, Past-President など。

藤井千代
ふじい・ちよ

国立精神・神経医療研究センター精神保健研究所地域・精神医療研究部部長

1993年防衛医科大学校卒業，2001年慶應義塾大学大学院修了，博士（医学）。自衛隊中央病院精神科医長，埼玉県立大学准教授を経て，2015年より現職。
日本社会精神医学会学会理事，東邦大学医学部・客員教授。

佐久間啓
さくま・けい

社会医療法人あさかホスピタル　理事長・院長

1982年慶應義塾大学医学部卒業，同精神神経科医局へ入局，同大学院を卒業後，アメリカコロンビア大学公衆衛生学科でM. P. Hを取得し，2000年より現職。
慶應義塾大学医学部精神・神経科学教室非常勤講師，福島県立医科大学臨床教授，東邦大学医学部客員教授，福島県精神科病院協会副会長，福島県病院協会副会長。

村上雅昭
むらかみ・まさあき

明治学院大学社会学部社会福祉学科教授

1977年慶應義塾大学医学部卒業，博士（医学）。慶應義塾大学医学部精神神経科学教室助手，大泉病院診療部長を経て，1996年明治学院大学社会学部社会福祉学科助教授，1999年より現職。NPO法人みなとネット21理事，日本精神保健・予防学会理事，日本社会精神医学会学会評議員。

リカバリーのためのワークブック
──回復を目指す精神科サポートガイド

2018 年 6 月 30 日　発行

編　集　水野雅文・藤井千代・佐久間啓・村上雅昭
発行者　荘村明彦
発行所　中央法規出版株式会社
　　　　〒 110-0016 東京都台東区台東 3-29-1 中央法規ビル
　　　　営　　業　TEL 03（3834）5817　FAX 03（3837）8037
　　　　書店窓口　TEL 03（3834）5815　FAX 03（3837）8035
　　　　編　　集　TEL 03（3834）5812　FAX 03（3837）8032
　　　　https://www.chuohoki.co.jp/
本文デザイン・装幀　株式会社ジャパンマテリアル
本文イラスト　ひらのんさ
印刷・製本　長野印刷商工株式会社

ISBN978-4-8058-5711-3
定価はカバーに表示してあります。
落丁本・乱丁本はお取り替えいたします。
本書のコピー，スキャン，デジタル化等の無断複製は，著作権法上での例外を除き禁じられています。また，
本書を代行業者等の第三者に依頼してコピー，スキャン，デジタル化することは，たとえ個人や家庭内で
の利用であっても著作権法違反です。